瀕臨絕種動作圖鑑

即將走入歷史的100種動作

藪本晶子

前言

這是一本集結即將「絕種」的「動作」的書籍。

不管是拍照、看漫畫、付錢，
全都能夠只靠一個機械裝置和一根手指完成。
拜此所賜，也大幅縮減了我們的隨身行囊。

當使用的工具和生活型態隨著時代變化，
人類的動作也會再次跟著改變。
假如過了一百年以後，
我們現在所使用的工具和東西，
可能會變成資料被保留下來，

但曾經使用這些東西的人的動作，是不是就會被忘記了呢？
我將焦點放在很可能會隨著時代消失的「動作」，
將它們以圖鑑的形式集結起來。

書中收錄的動作均按「瀕危等級」的順序排列。

本書的構成，
皆是依據我主觀決定的籠統標準，
以在漫畫或動畫中看過、只做爲知識存在的動作爲首；
並以我們目前做得理所當然，
但將來或許也會消失的動作來作結。

雖然本書煞有其事地以「瀕臨絕種」爲名，
但並非呼籲要像保護自然和動物一樣保護動作；
雖然稱爲「圖鑑」，

但其實上面的知識可能都已經人盡皆知。

雖然這本書不是用來解決什麼問題，
雖然有些動作消失也不會帶來困擾，
但仍希望閱讀本書後，能爲你的日常增添一點樂趣、豐富你的生活。
我期待能創作出這樣的作品，因此製作了這本書。

例如，當你拿自己不知道的動作去問家人的時候、
思考還有什麼動作可能會絕種的時候，
又或是反過來思考有什麼新動作誕生的時候，
只要能讓本書成爲一個契機，
用自己的方式盡情享受其中樂趣，
就足以讓我很開心了。

目錄

瀕危等級 5
日常生活中已經不會做也看不到的動作

瀕危等級 4
印象中小時候做過好幾次的動作

瀕危等級 2

這麼一說，其實根本沒在做的動作

瀕危等級 **1**

近年來已經做得沒那麼頻繁的動作

內文協力　乾隼人

★★★★★

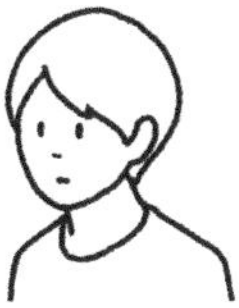

瀕危等級

5

日常生活中
已經不會做
也看不到
的動作

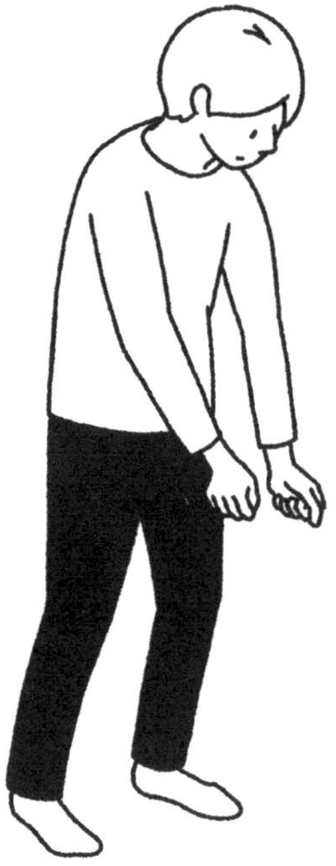

打井水

瀕危等級

★★★★★

「手壓水井」（汲水器）*比「自來水」更加普及的時代的動作。用兩手握住金屬製的把手，上下移動活塞，透過泵浦將地下水抽取上來。有時到保有傳統生活的鄉下還是看得到，但在都市裡就幾乎看不到了。在更古早的時代，則是在繩子前端綁上水桶之類，從井裡打水上來。

*譯注：台灣早期以閩南語稱「水拹仔」。

劈柴

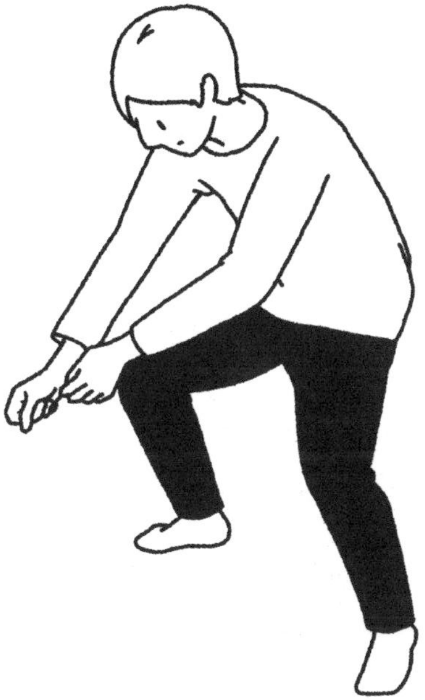

瀕危等級

★★★★★

使用斧頭將大塊木頭劈成小條，製作「木柴」的動作。看起來很像把東西「砸破」。雖然現在還是有暖爐會使用到柴火，但市面上都買得到劈好的現成木柴，自己劈柴的情況已經很少見了。高舉大斧、猛力敲打木頭的動作不僅是爲了生活所需，也可能有助於釋放壓力。

生火

瀕危等級

★★★★★

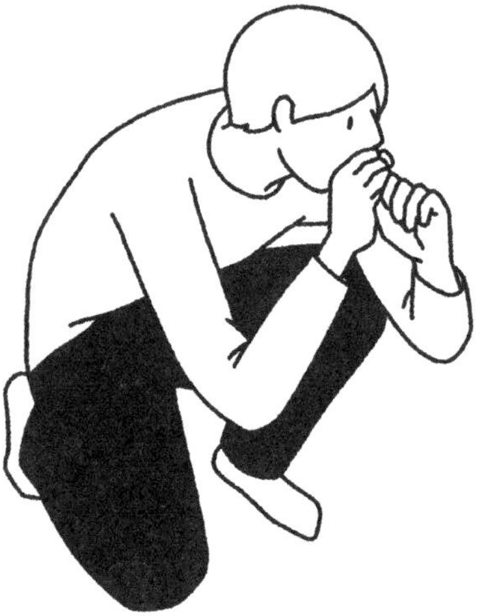

使用竹筒等工具吹氣，讓火燒得更旺的動作。在古早的廚房或浴室很常見，但因爲現在瓦斯和電器已經普及到一般家庭，就幾乎沒有人這樣做了。正因爲如此，當有人在露營等情境下熟練地生起營火時，通常會贏得他人的敬重。

用洗衣板洗衣服

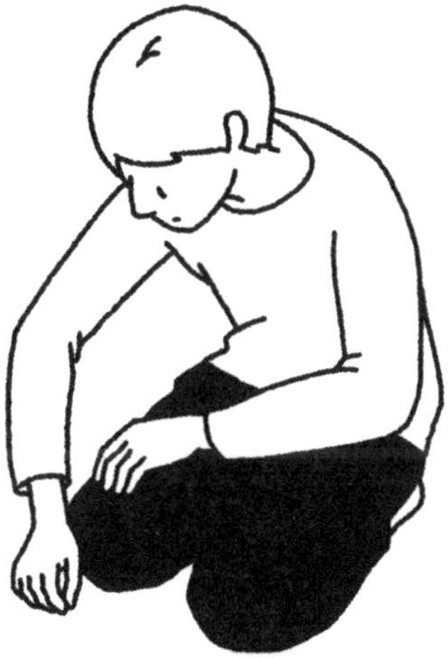

瀕危等級

★★★★★

在帶有鋸齒的洗衣板上，對衣物進行搓揉洗滌的動作。這種動作已經不常見於日常生活，家政課等課堂上也學不到了。擁有與洗衣板搭配使用的「洗衣桶」的家庭也日益減少。可以想像這是一種相當繁重的勞動，但隨著洗衣機的出現，人們已經從中解脫。

刨柴魚片

瀕危等級

★★★★★

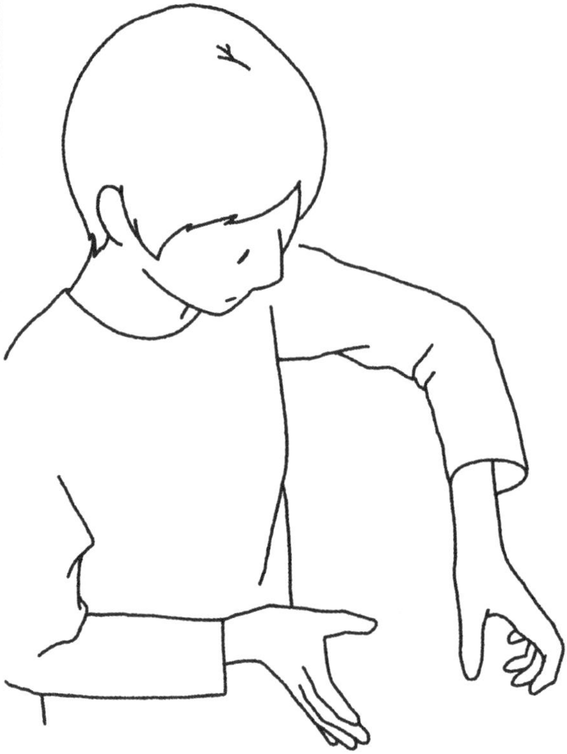

用刨刀削柴魚片的動作。

直到大正初期以前，市面上都尚未販售已刨好的現成柴魚花（鰹魚片），大家普遍都是在家裡面自己刨。不過基於現刨柴魚的香氣和風味皆更佳，據說講究的人家還是會自行購買柴魚、自行刨花。

轉頻道鈕

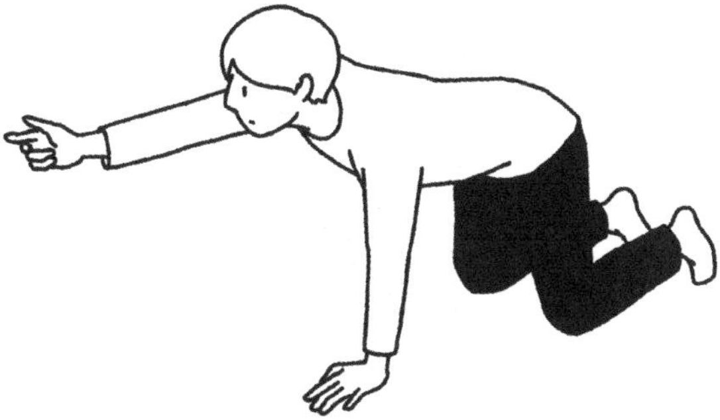

瀕危等級

★★★★★

以前的電視是沒有遙控器的，而是透過旋轉螢幕旁邊的旋鈕來「轉台」（切換頻道）。由於無法遠距操作，孩子們經常接收坐鎮在餐桌上的老爸的命令，不時幫忙轉一下台。好像也聽過因爲兄弟姐妹之間的「頻道爭奪戰」，而導致旋鈕損壞的故事。

攪浴缸水

瀕危等級

★★★★★

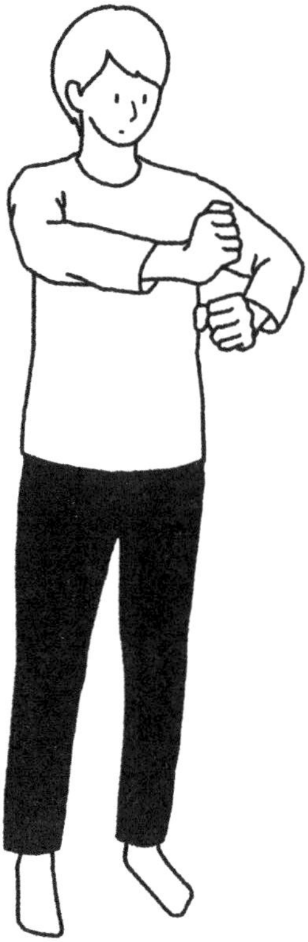

爲了讓浴缸水的溫度平均，攪動浴缸裡熱水的動作。在洗澡要先燒熱水*的年代，這個動作理所當然，甚至還有攪水專用的棒子（攪水棒）。現在的熱水器都能維持恆溫，已經很少看到這個動作了。

*譯注：過去日本會使用名爲「風呂釜」的加熱設備來燒洗澡水。

剪票

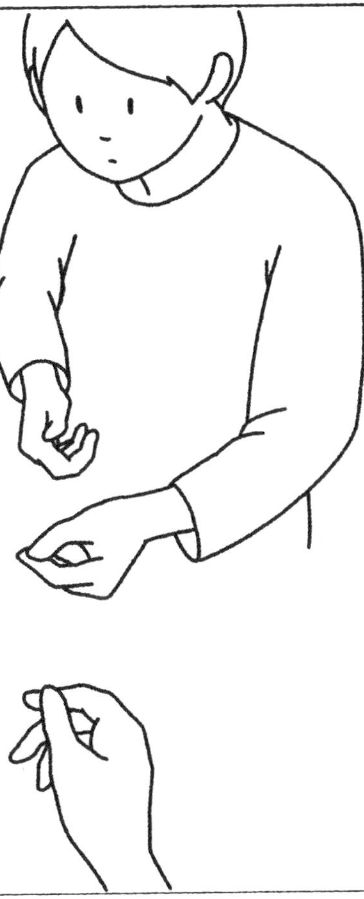

雖然自動驗票閘門安裝已久，但在以前都是靠著人手一張張剪票的。如今交通ＩＣ卡和智慧型手機支付普及，連車票的存在都面臨滅絕危機。與此同時，只買了旅程前段跟後段的車票，試圖逃漏中間段費用的「逃票」行爲也減少了。

瀕危等級

★★★★★

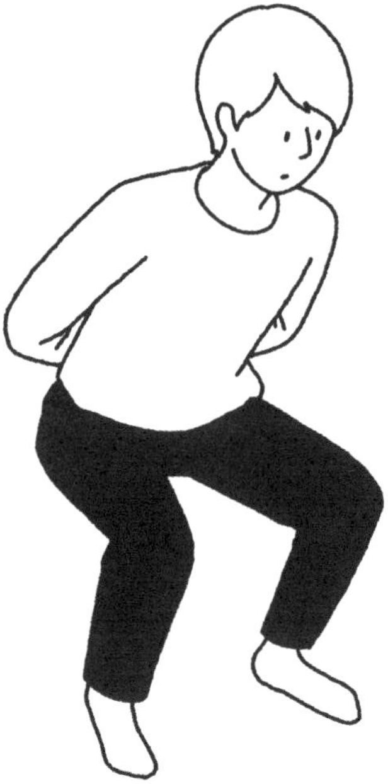

青蛙跳＊

將雙手揹在身體後方，以蹲姿跳躍前進的動作。由於這樣的動作會讓大腿過度負擔，且無法靠手維持身體平衡，因此體能上相當吃力。雖然過去被廣泛做為訓練的一部分，但現代已經不推薦這種動作，因爲可能導致腰部或膝蓋受傷等問題。

＊譯注：日文稱作「兔子跳」。

瀕危等級

★★★★★

甩溫度計

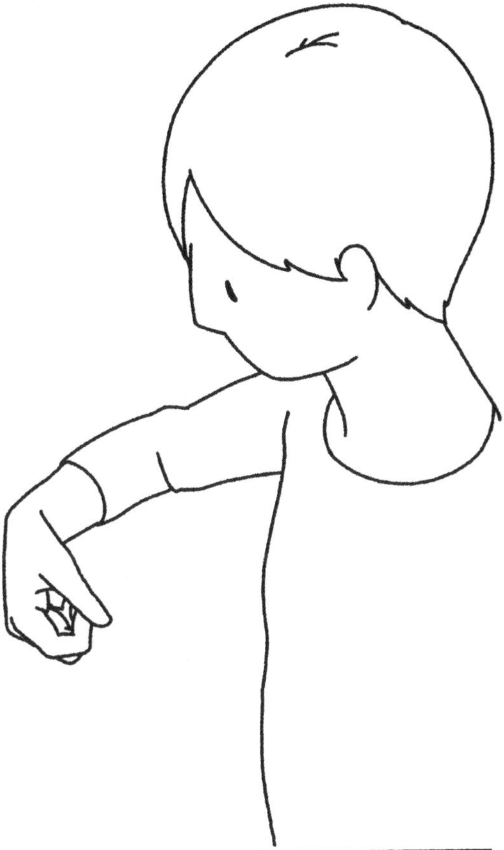

用水銀式體溫計測量體溫之前進行的動作。甩動溫度計時，管中的水銀會受到離心力的影響而回到初始位置，從而重置測量值。如果不小心摔碎，水銀會四處飛濺，非常麻煩。目前水銀體溫計已經禁止販售，也有回收處理措施。

瀕危等級

★★★★★

蕎麥麵店外送

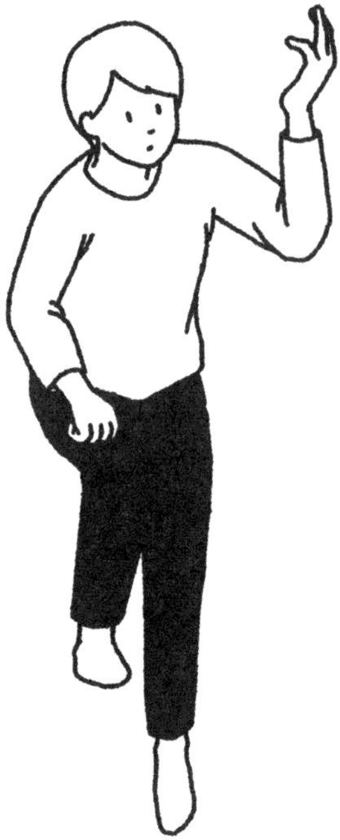

瀕危等級

★★★★★

外送蕎麥麵的動作。也有靈巧的外送員會將大量蕎麥麵疊在其中一側肩膀上，用單手騎著腳踏車外送。在漫畫或電影等喜劇作品中，往往會讓他們與人發生碰撞，使蕎麥麵散落一地，藉此營造出華麗的忙亂場面。在現今交通繁忙的情況下，這樣的行為肯定會被視爲交通違規吧。

搓揉廁紙

瀕危等級

★★★★★

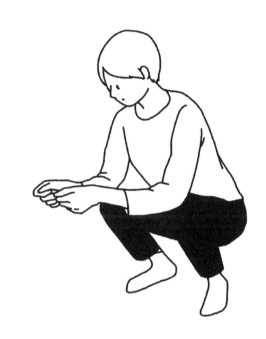

在尚未有衛生紙、上完廁所後只能用較硬的廁紙處理的時代，爲了讓紙張變得柔軟一點而進行的動作。想當然耳，這是爲了防止使用過程中傷到皮膚。也有很多地方是將報紙當作廁紙使用。而在抽水馬桶普及後，這樣的動作就消失了。

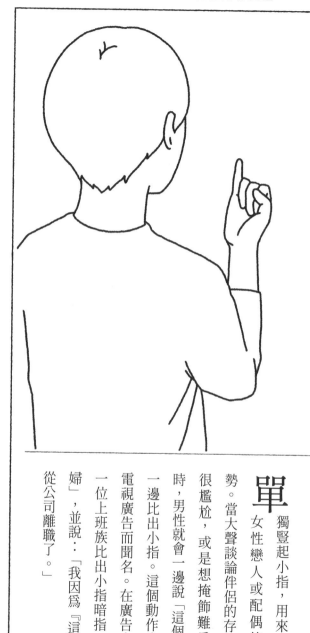

用小指表示戀人

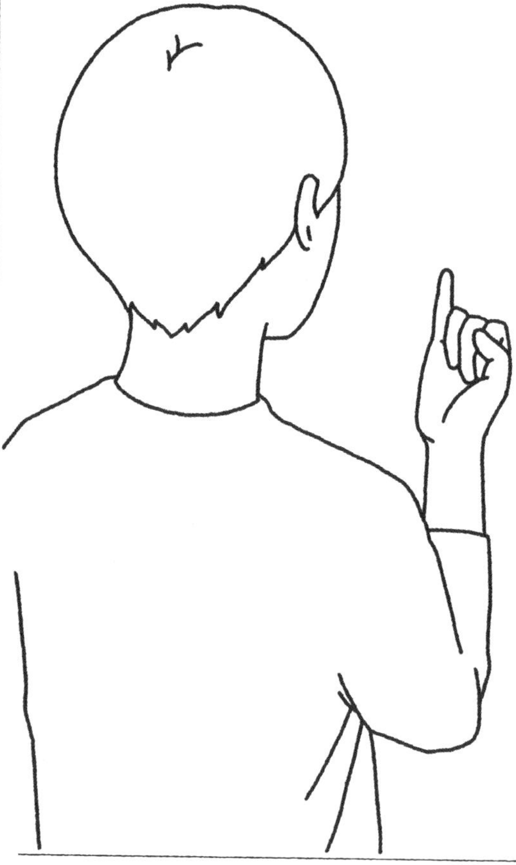

單獨豎起小指，用來表示女性戀人或配偶的手勢。當大聲談論伴侶的存在會很尷尬，或是想掩飾難爲情時，男性就會一邊說「這個」，一邊比出小指。這個動作也因電視廣告而聞名。在廣告中，一位上班族比出小指暗指「情婦」，並說：「我因爲『這個』從公司離職了。」

瀕危等級

★★★★★

玩尪仔標

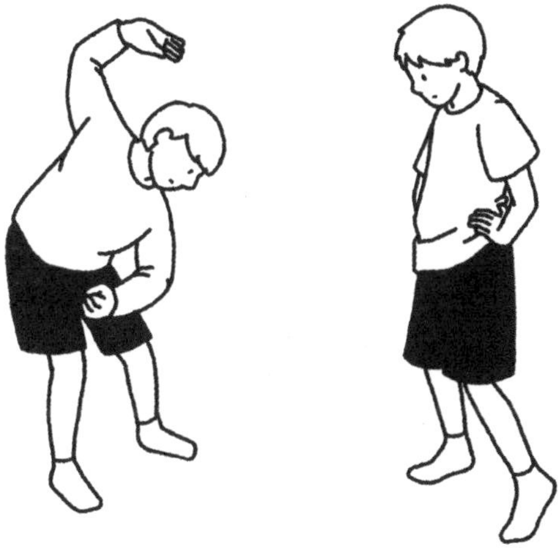

瀕危等級

★★★★★

將放在地上的厚紙牌狀「尪仔標」*，透過相互擊打翻轉的遊戲。其強度取決於不同的大小和厚度，表面則印有各個時代的流行圖案或照片。比如印上棒球選手或特攝戰隊的尪仔標，就成了孩子們喜愛的蒐藏品。

*譯注：日文稱爲「面子」（メンコ）。

掀裙子

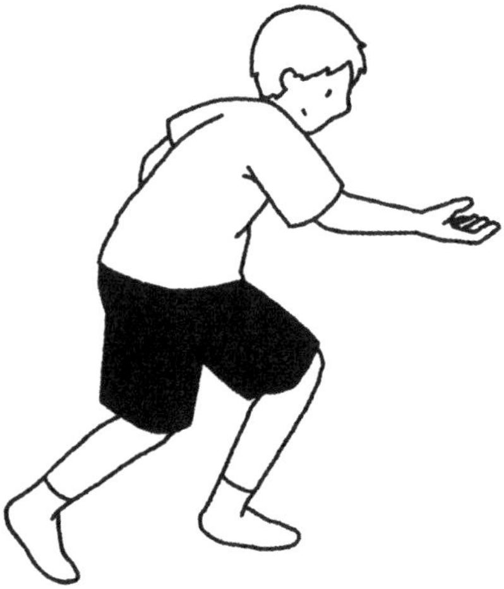

瀕危等級

★★★★★

男孩子掀女孩子裙子的惡作劇行為，在動畫和漫畫中經常被描繪到。雖然在昭和時代前的舊倫理觀裡，「忍不住對喜歡的女生這樣做」這種藉口曾經行得通；但現代的年輕人如果還這樣做，恐怕就不能稱之爲無害的惡作劇了。

★★★★☆

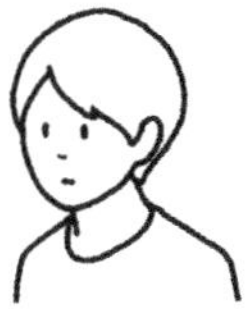

瀕危等級

4

印象中小時候做過好幾次的動作

划船

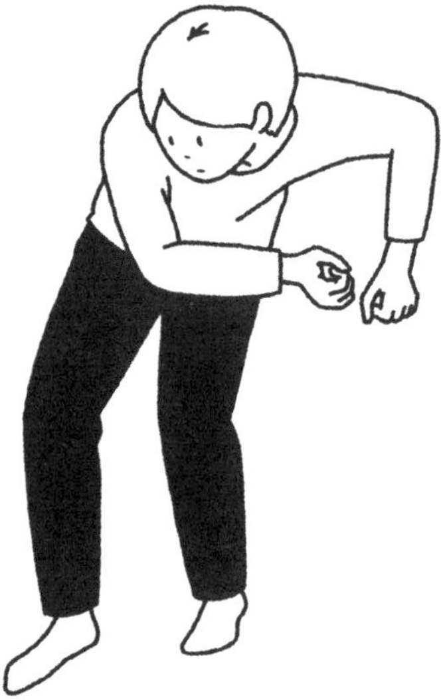

瀕危等級

★★★★☆

透過用槳撥水或用櫓划水，推動漂浮在水上的船隻向前移動的動作。雖然划船在過去是常見的交通手段，但如今已經不太使用了。尤其是用人力划動的船，現在可能只在觀光用途上看得到。划船的動作，可以說是一種勉強保留在觀光景點的動作。

撥（轉盤式）電話

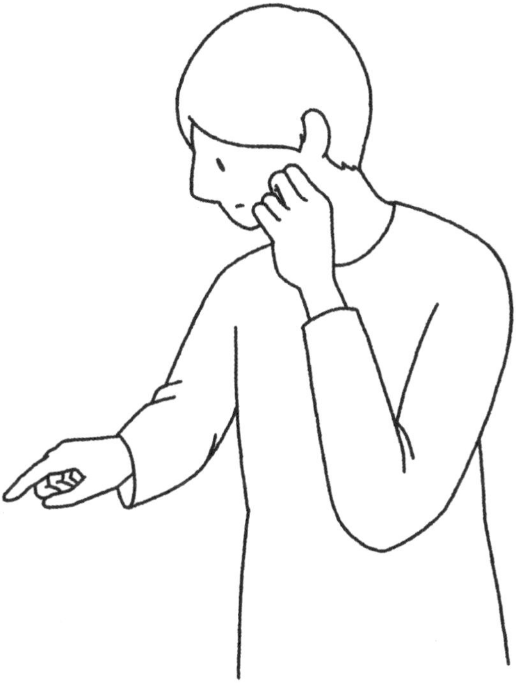

瀕危等級

★★★★☆

把手指插進寫有數字的孔洞中，藉由轉動來撥打電話。對於使用智慧型手機的一代來說，等待轉盤回復原位的過程可能會讓人有點難以忍受。雖然家用電話已經逐漸減少，但在過去可是家家戶戶都有一台。據說以前打電話到女友家時，不知爲何接電話的都會是女友的爸爸。

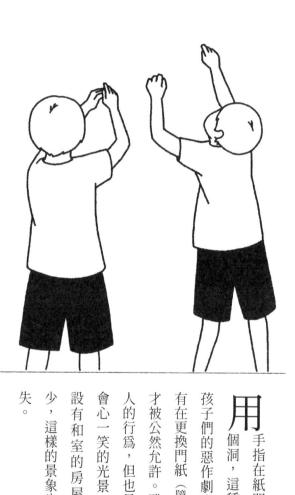

戳破紙門

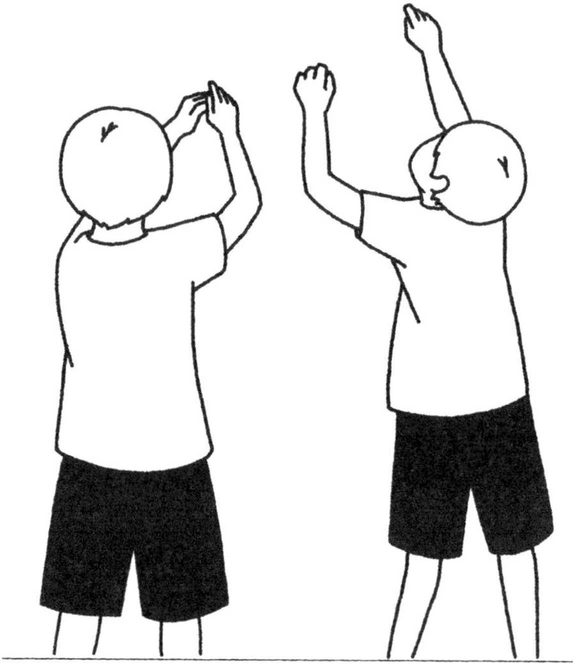

瀕危等級

★★★★☆

用手指在紙門上噗嚓地戳個洞，這種動作通常是孩子們的惡作劇之一。通常只有在更換門紙（障子紙）的時候才被公然允許。雖然這是個惱人的行爲，但也是種讓人不禁會心一笑的光景。在都會區，設有和室的房屋數量逐漸減少，這樣的景象也正在逐漸消失。

更換門紙

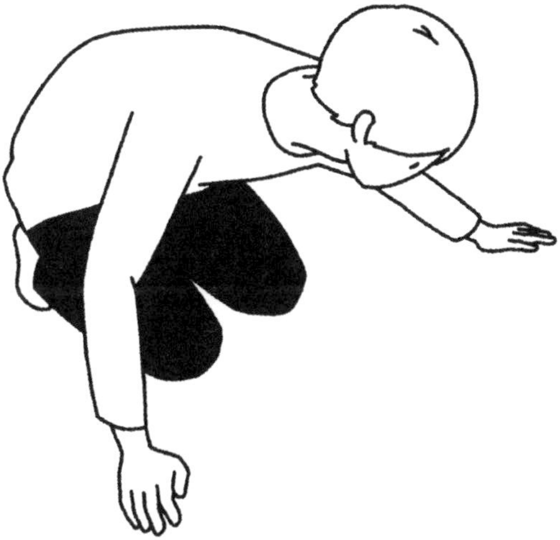

瀕危等級

★★★★☆

將膠水塗在紙門的門框上，小心翼翼地貼上門紙（障子紙）的動作。近年來紙門似乎不太受到住宅的青睞，這種更換過程可能就是原因之一。如果貼得不均勻，門紙可能會起泡或出現皺紋，但重新再貼一次又太麻煩，很多家庭乾脆就讓它維持這樣。

跳房子（跳圈圈）

瀕危等級

★★★★☆

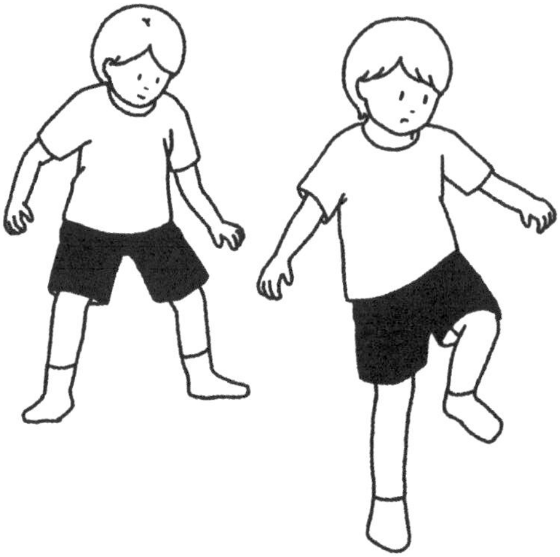

在地面上畫許多圈圈（或格子），然後在圓圈之間跳躍前進的遊戲。規則是一個圈圈的地方要用單腳著地，兩個圈圈的地方要用雙腳著地*，用單腳維持姿勢時通常最辛苦。由於遊戲時會用粉筆在地上畫出圖案，孩子們遊玩的痕跡有時會被保留好幾天。

*譯注：日文稱作「けんけんぱ」（ken-ken-pa），一個圈圈稱為「ken」，兩個圈圈稱作「pa」。

拍打電視

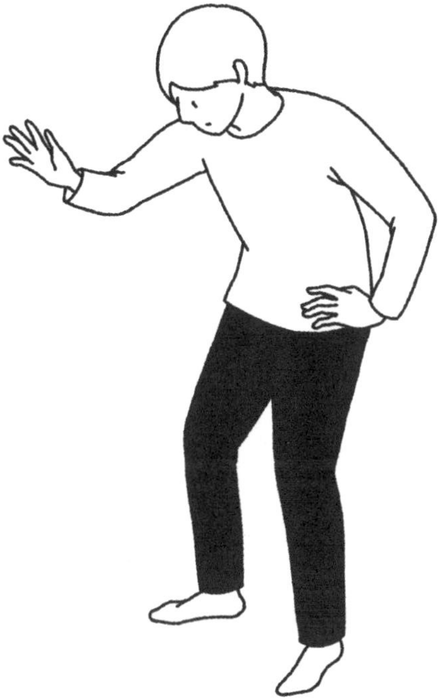

在映像管電視爲主流的時代，時常在客廳看到的動作。據說只要敲打電視的機體外框，就可以修好接觸不良、改善畫面。雖然這完全是種民間療法，但當時有很多人都這樣做。現在依然看得到秉持類比時代的感覺，拍打電腦的人；但自從電視變成薄型液晶電視後，就無法再做這種拍打的動作了。

瀕危等級

★★★★☆

灑水降溫

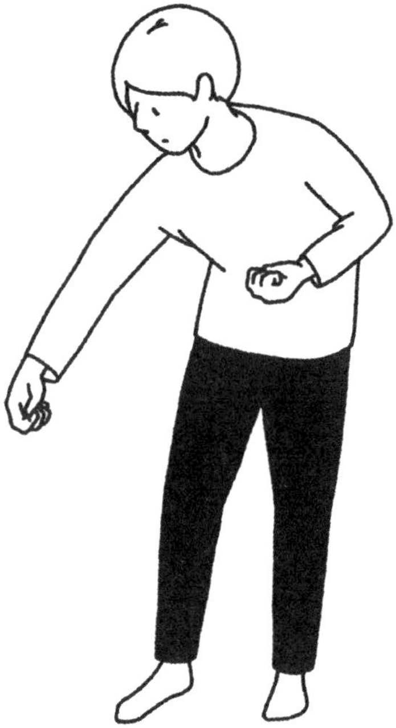

瀕危等級

★★★★☆

這是一種在炎熱天氣裡會採取的動作，旨在為馬路降溫。雖然是一種非常陽春的做法，但確實能透過水分蒸發來降低溫度。雖然現在人們還是會灑水納涼，但大多會改用水管之類的工具簡單解決，已甚少看到手拿水桶和勺子灑水的動作了。

倒帶

瀕危等級

★★★★☆

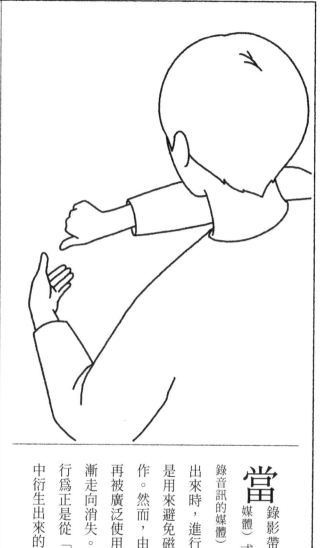

當錄影帶（用於記錄影像的媒體）或錄音帶（用於記錄音訊的媒體）的磁帶不小心跑出來時，進行捲繞的動作。這是用來避免磁帶損壞的重要動作。然而，由於磁帶本身已不再被廣泛使用，這個動作也逐漸走向消失。「倒轉影片」的行爲正是從「倒帶」這個動作中衍生出來的。

翻花繩

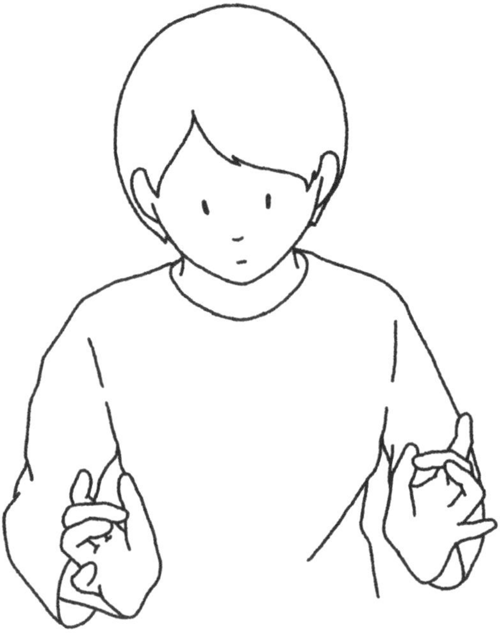

將環狀的繩子套在手指上，做出各式各樣形狀的遊戲動作。翻花繩的變化繁多，可以是雙人遊戲，也可以做出極爲複雜的形狀。事實上，在世界各地都有和翻花繩類似、「用繩子來製作形狀的遊戲」。即使日本的小孩已經不再玩翻花繩，它也可能在世上的某處逃過了絕種的危機。

瀕危等級

★★★★☆

開自行車燈

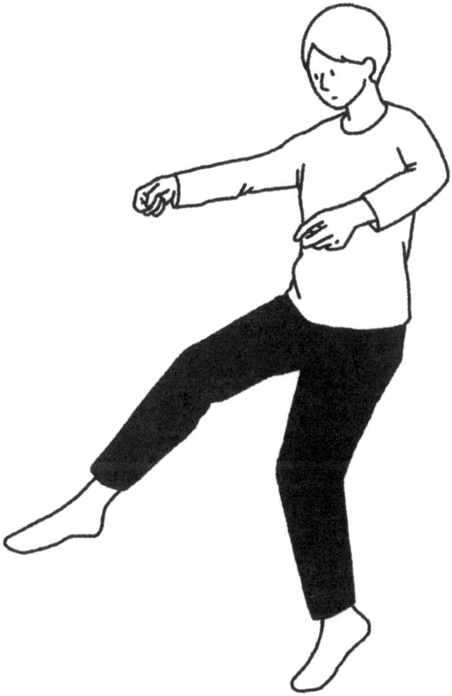

瀕危等級

★★★★☆

用腳開啟自行車燈的動作。以前的發電機式自行車燈，是利用車胎的轉動來把燈點亮。可以在騎行時操作開關燈，非常方便，但偶爾會發生腳被輪胎捲入受傷的情況。由於開關式LED燈和到暗處會自動亮起的感應燈已經普及，這種自行車燈也是越來越少見了。

蟯蟲檢查

瀕危等級

★★★★☆

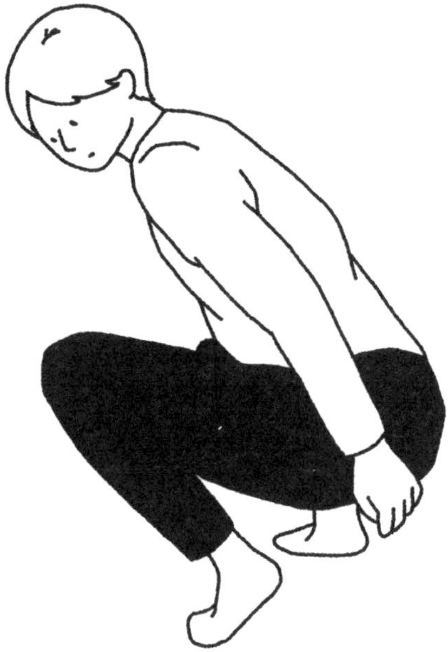

這是一種將專用塑膠試紙黏貼在孩童肛門周圍進行的檢查。主要是用來檢查是否存在寄生蟲（稱爲蟯蟲）的蟲卵。不過，隨著衛生環境改善，携帶蟯蟲卵的兒童也變得越來越少，這項檢查在日本已於二〇一五年中止。*許多人可能還記得說明書上用來示範檢查姿勢的小朋友插圖。

*譯注：台灣國小一、四年級生仍須進行蟯蟲檢查。

打算盤

瀕危等級

★★★★☆

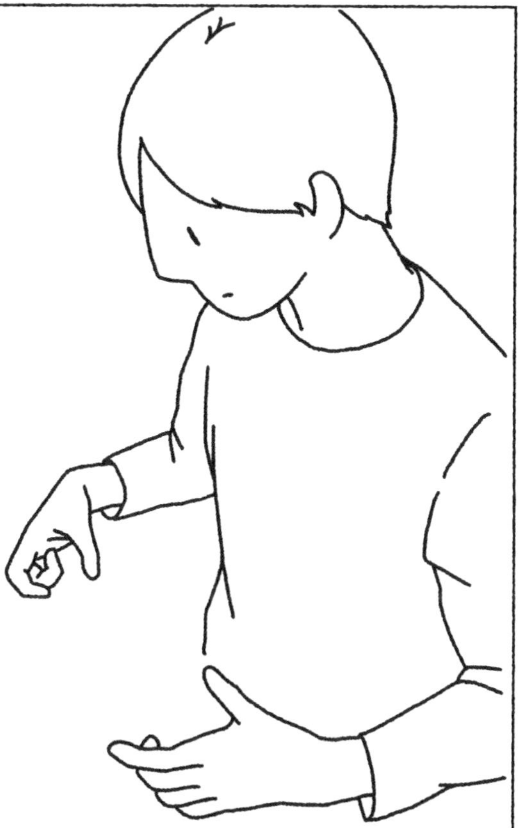

移動算盤上象徵數字的算珠，進行計算的行爲。

在沒有實體算盤的情況下，熟練的人有時單憑手指的移動就能進行心算。雖然在才藝班或課堂上可能會接觸到珠算，但隨著計算機和電腦普及，日常使用到的機會就變少了。

看自動販賣機底下

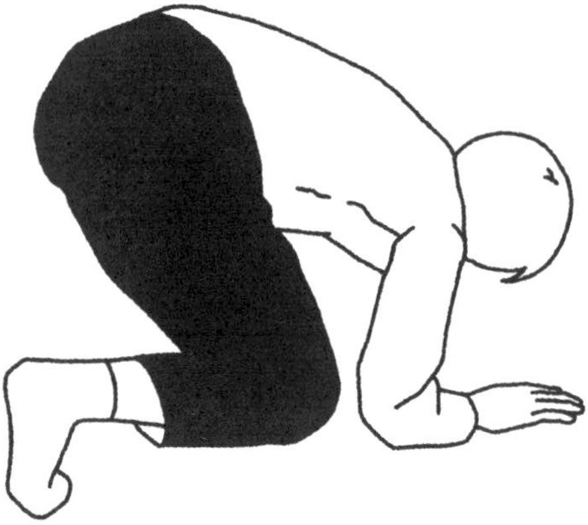

瀕危等級

★★★★☆

在自動販賣機底下尋找掉在地上的零錢的動作。對以前的孩子們來說，這感覺就像一場尋寶遊戲。當然，這可能涉及侵占遺失物，在此絕對不鼓勵這樣做。由於無現金支付也開始風行於自動販賣機，實際上會掉到自動販賣機底下的零錢應該也減少了。

用小刀削鉛筆

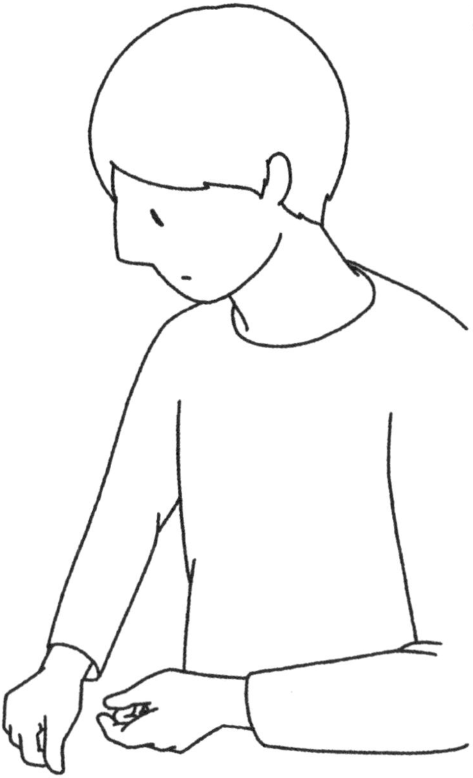

爲了將鈍掉的筆芯削尖，使用小刀削鉛筆尖的動作。在削鉛筆機問世之前，孩子們都擁有專門用來削鉛筆的小刀。隨著自動鉛筆的出現，除了一部分有在畫畫的人，大部分人使用傳統鉛筆的機會就變少了。把一節節筆芯按出來替換的「魔術鉛筆」也曾風靡一時，但目前已經很少看到了。

瀕危等級

★★★★☆

撣灰塵

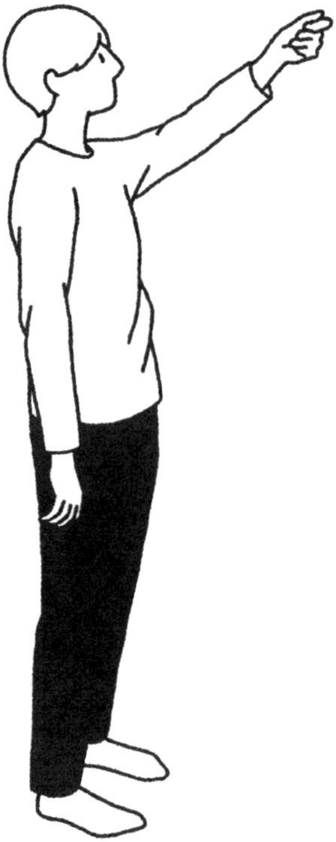

瀕危等級

★★★★☆

撣去書架等地方的灰塵的動作。通常會被連結到工作中的書店店員形象。此外，在動畫和漫畫的世界裡，經常描寫店員爲了趕走光看不買的「白看書」客人，故意站在客人附近撣灰塵的情景。但實際上，這樣做會導致室內塵埃飛揚，可能稱不上是種良好的清潔方法。

開牛奶瓶

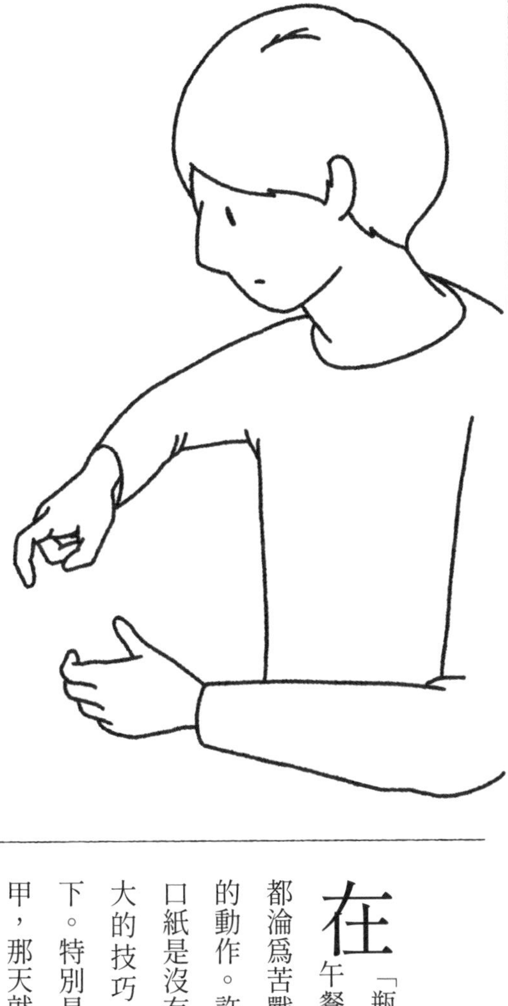

瀕危等級

★★★★☆

在「瓶裝牛奶」蔚爲營養午餐主流的時代，每天都淪爲苦戰的打開牛奶瓶蓋子的動作。許多緊貼在瓶口的封口紙是沒有做突起的，需要很大的技巧和毅力才能將其取下。特別是前一天如果剪了指甲，那天就會特別難開。

用鋸子鋸東西

瀕危等級

★★★★☆

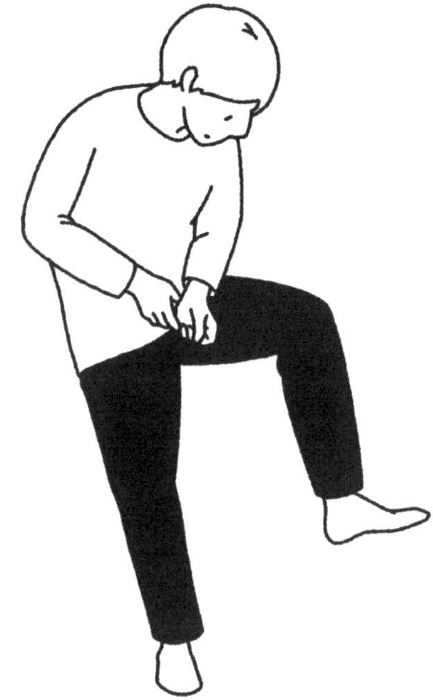

將帶有鋸齒的工具對準木材等材料，前後移動以進行切割的動作。如果施力的方向不對，可能會導致刀刃變形，或者根本無法鋸斷，因此這是個需要技巧的動作。近年來，由於家居中心皆有提供代客裁切木材的服務，在自己家裡鋸木材的機會就變得越來越少。

用開罐器開罐頭

瀕危等級

★★★★☆

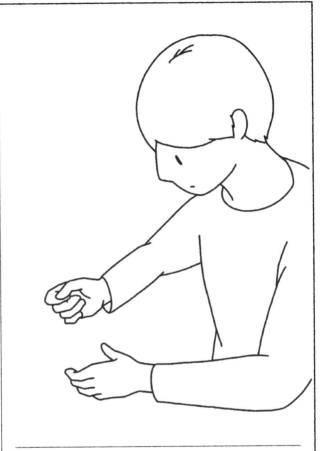

使用開罐器，利用槓桿原理打開堅硬罐頭蓋的動作。使用時需要將開罐器的嵌齒處抵住罐頭邊緣，掌握訣竅才能順利開啟。如今許多罐頭都已經設計成能輕鬆打開的易開罐，使用開罐器的動作便越來越少見。但某些保存期限較長的罐頭，可能仍然需要開罐器才能打開。

在卡拉ＯＫ用號碼點歌

瀕危等級

★★★★☆

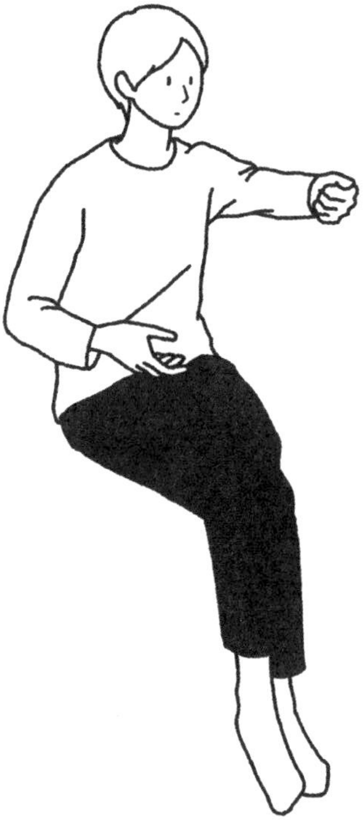

在唱卡拉ＯＫ時，從厚厚的點歌本中找到自己想唱的歌的號碼，進行預約的動作。那些不想唱歌的人，通常會低頭假裝認眞選歌。如今能用觸控筆等工具輕鬆操作、以數位方式遙控點歌的點歌機已經普及，這種傳統的點歌方式幾乎已不復見。

轉動喇叭鎖

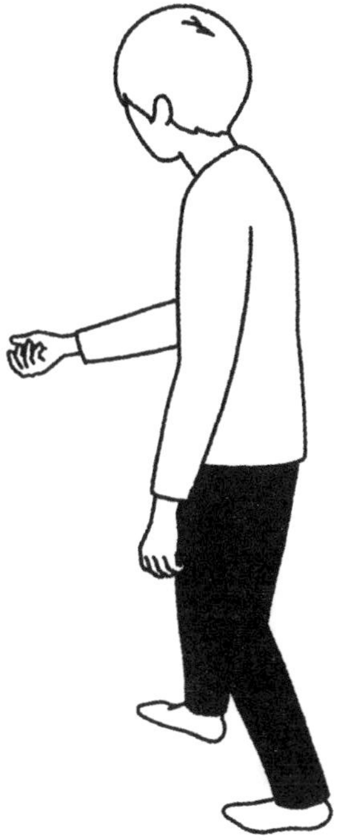

瀕危等級

★★★★☆

握住圓柱狀的門把，像扭動手腕一樣轉動以打開門的動作。這是我們習以爲常的開關門動作，但這種需要轉動的門把近年來越來越少見。現在許多門都使用只須向下施力的槓桿型門把，對於力量較小的兒童或老人來說更容易開關。

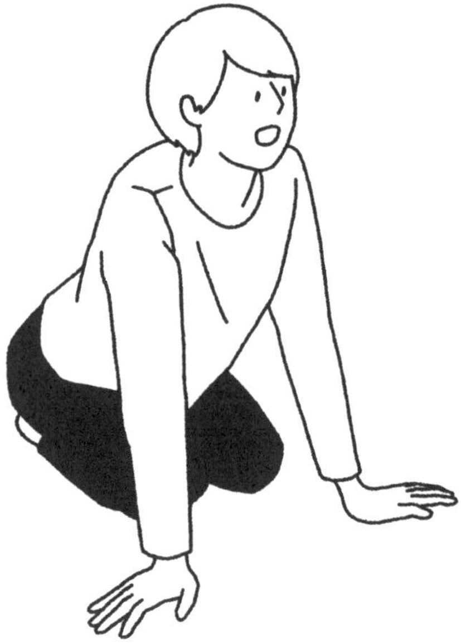

在電風扇前面講話

瀕危等級

★★★★☆

在電風扇前面張嘴說話的動作。由於空氣的振動會讓聲音改變，所以孩子們常用這個方式來模仿外星人講話。即使是成年人，在周圍沒有人的情況下，可能也會想要嘗試一下。由於空調普及，這種動作也越來越少見。

拍棉被

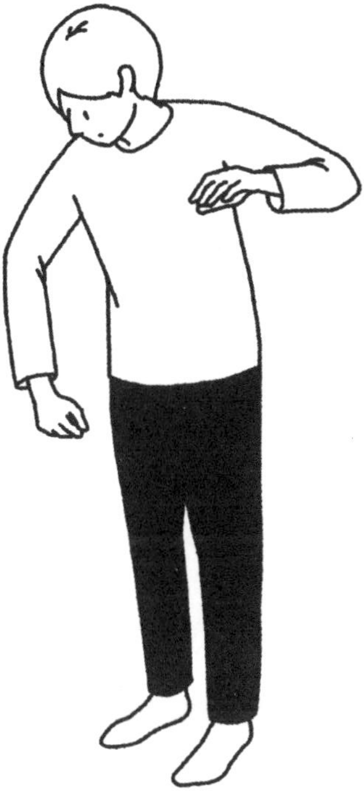

拍打晾起來的棉被，以去除灰塵的動作。在昭和時代的晴朗日子裡，可以聽得到住宅區各處傳來此起彼落的拍打棉被聲。這也是代表性的家務動作之一。雖然不免讓人感到寂寞，但據說這樣的行爲有可能會增加家裡的灰塵，已經不太建議這樣做了。

瀕危等級

★★★★☆

把人拋高

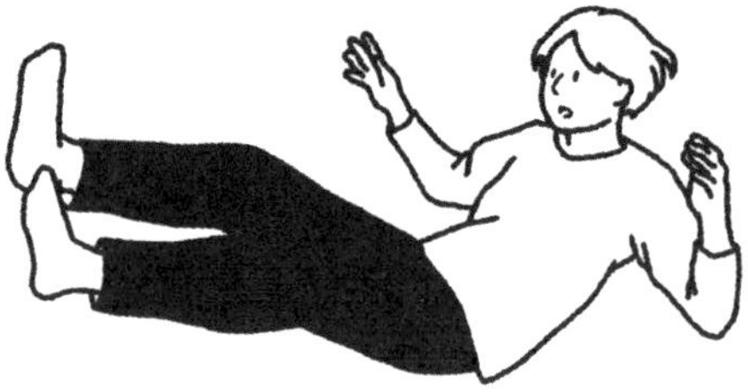

瀕危等級

★★★★☆

在贏得運動比賽或考試上榜等場合，為了祝福而進行的動作。眾人一同將一人拋向空中。如果不習慣這種動作，可能會無法正確地將身體放平，導致身體極端地彎曲成「V」字形。由於需要有相當數量的人一同參與，在儘量避免群聚的現今社會中，這種動作可能會逐漸減少。

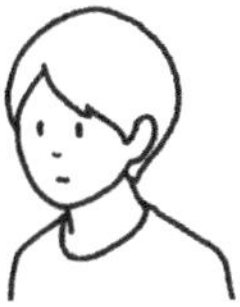

瀕危等級

3

★★★☆☆

以前會做

但現在

不會做，

生活中

也不太看得到

的動作

上蹲式廁所

瀕危等級

★★★☆☆

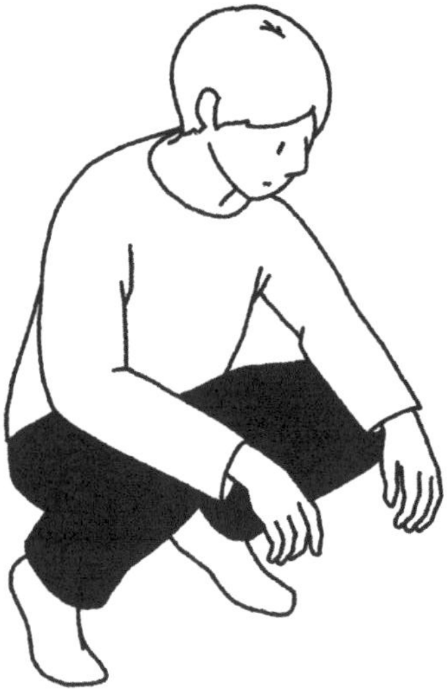

在過去，幾乎全部的廁所都是「蹲式廁所」，即需要懸著屁股蹲下使用的類型。有許多人不習慣這個姿勢，甚至到了討厭的程度。但在公共廁所裡，基於衛生考量，有許多人仍偏好使用這種廁所。隨著蹲式廁所的比例減少，不擅長蹲下的人似乎也增加了。我們說的「蹲廁所」一詞，正是出自這個動作。

找手機訊號

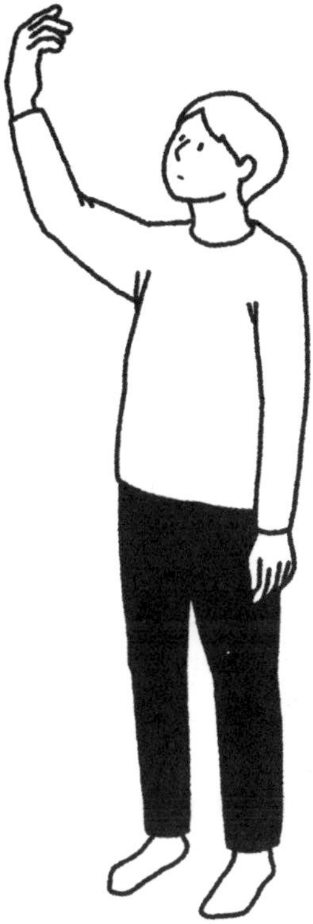

瀕危等級

★★★☆☆

在智慧型手機尚未普及、有天線的行動電話爲大宗的時期會做的動作。身處訊號較差的場所時，人們會把天線拉長，將它朝向不同的方向，試圖改善收訊情況。這還衍生出一些迷信，例如「用天線劃八字形訊號會比較好」等等。隨著收訊狀況改善，這種行爲近來已不太常見。

擦皮鞋

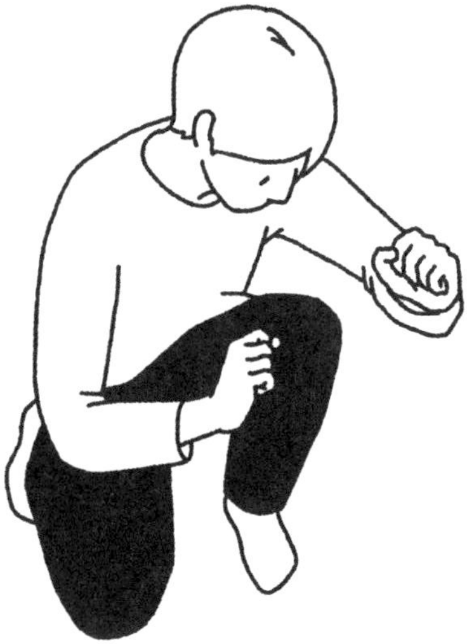

瀕危等級

★★★☆☆

用擦鞋布擦拭皮鞋的動作。這個動作通常是在鞋子主人穿著鞋的情況下進行，所以擦鞋匠必須蹲下來。在過去辦公區的街道上，常可以看到一字排開的擦鞋攤位，但現在這樣的情景已經式微。大部分的擦鞋作業都移轉到店鋪內進行。越來越多人選擇直接購入便宜的皮鞋替換，可能也是光景不再的原因。

轉水龍頭

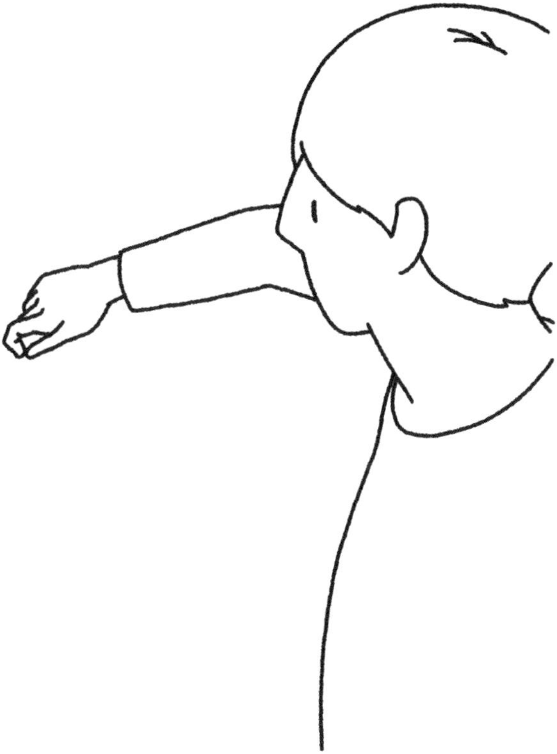

轉動位於水管上的金屬製栓頭，使水流出的動作。準確來說，實際上轉動的是手柄，但人們習慣說「轉水龍頭」或「扭開水龍頭」。由於槓桿式手柄及自動感應水龍頭普及，這種動作已經不太常見。偶爾去公園等地時，會發現被人用力轉得太緊，而變得轉不開的水龍頭。

瀕危等級

★★★☆☆

用收錄音機聽音樂

瀕危等級

★★★☆☆

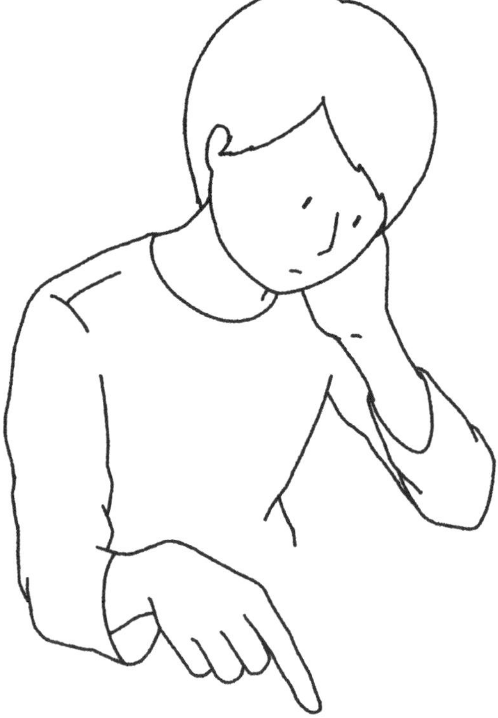

操作結合收音機和卡式錄音帶播放機的機器，聆聽錄音帶中音樂的動作。要倒帶或尋找歌曲的開頭，往往需要費一番工夫和時間。在CD普及之前，家家戶戶常會將電視、收音機播放的內容直接錄製到錄音帶上，不小心錄到媽媽的聲音也是常有的事。

點燃火柴

瀕危等級

★★★☆☆

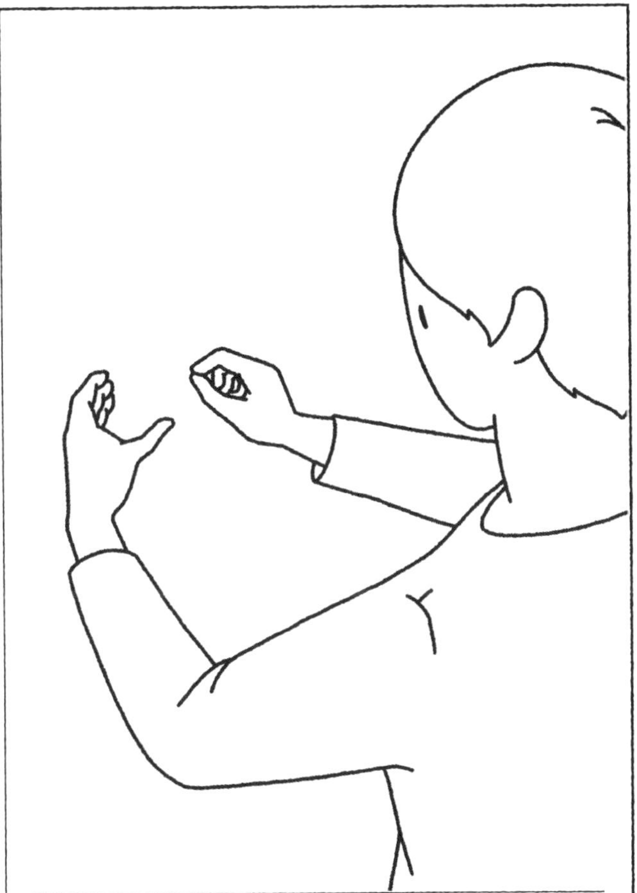

用附於木棒末端的發火介質摩擦火柴盒的「咖啡色部分」，引發火焰的動作。由於便宜打火機的普及，這種動作正面臨滅絕的危機。雖然有人認爲火柴更適合用來點燃暖爐和爐灶，但隨著點火槍問世，這個情況也逐漸被取代。

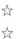

通勤電車的助推員

瀕危等級

★★★☆☆

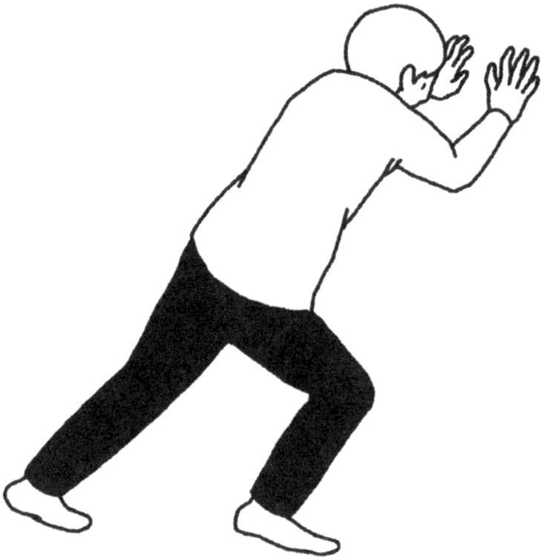

在早晚的通勤尖峰時段，當乘客塞不進電車時，由站務員將人推進車廂的動作。在東京的高度成長時期，據說車廂的擁擠程度超乎想像。另一方面，當有乘客因爲擠不進車廂而卡在車門外、不得不讓乘客下車時，站務員會立即採取稱爲「剝離」（はがし）的動作將人拉出。

磨墨

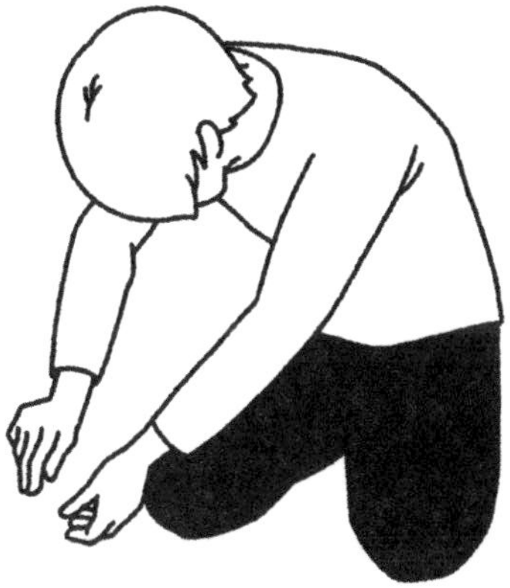

瀕危等級

★★★☆☆

用方塊狀的墨條在注了水的硯台上磨壓，製作書法用墨汁的動作。在很久以前，這是寫書法前的必經步驟。到了現代，除了人們本身已經不太寫書法，使用的通常也是現成的墨汁，使得磨墨這個動作的實質意義也降低了。

用抹布擦地板

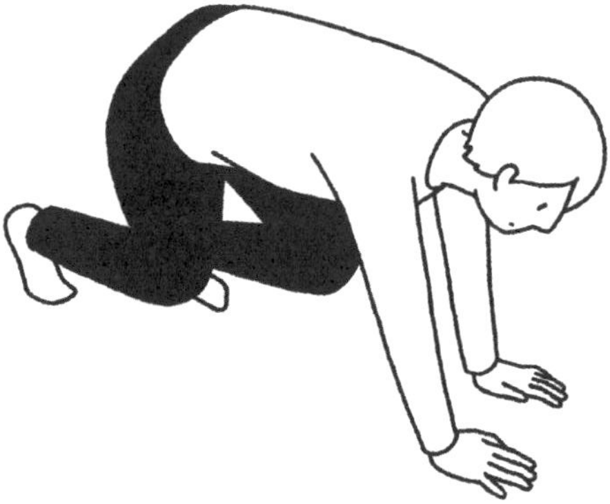

瀕危等級

★★★☆☆

用擰乾的濕抹布擦拭地板的動作。過去在學校裡，經常可以看到孩子們在長長的走廊上進行擦地板比賽的光景。隨著各種拖把和吸塵器的性能提升，這種動作也越來越少見。近年來，也出現了專門用來擦地的掃地機器人，所以這種動作可能會進一步減少。

相機過片

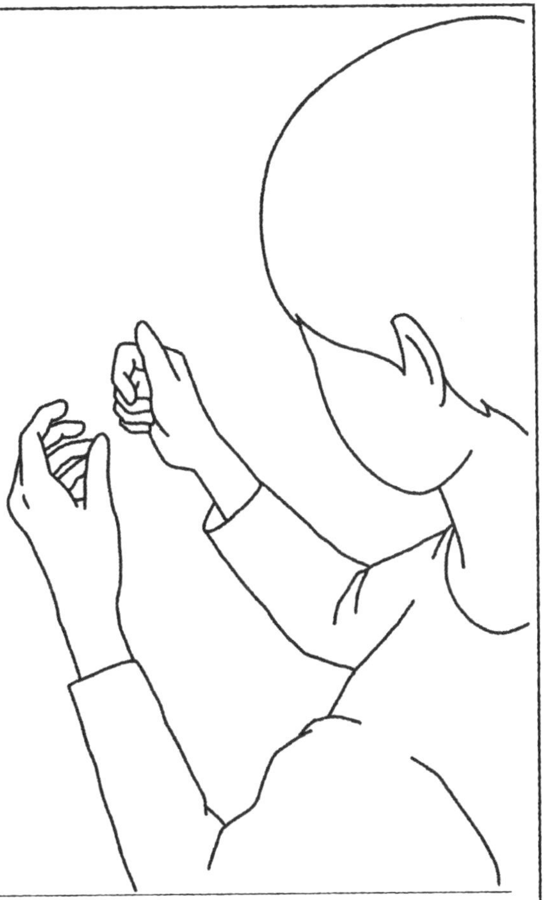

用（底片）相機拍照時，需要進行的捲動底片動作。每拍攝一張照片，都需要過片。當底片拍完的時候，過片桿就會無法轉動或者空轉。這種動作曾經面臨絕種危機，但隨著即可拍相機再度風行，這儼然成爲部分年輕攝影愛好者熟悉的動作。

瀕危等級

★★★☆☆

用畚斗蒐集垃圾

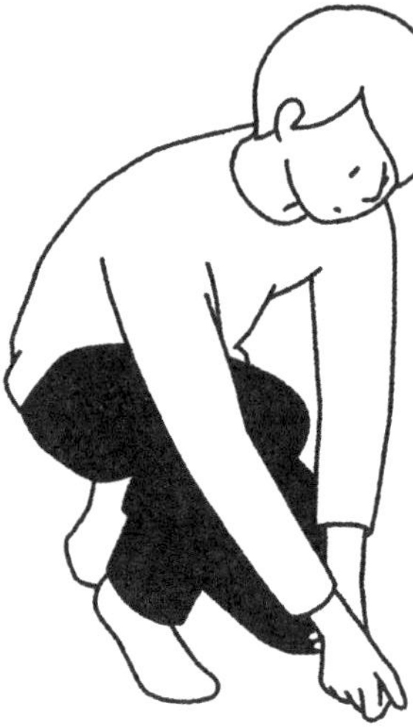

瀕危等級

★★★☆☆

蒐集用掃把掃起來的垃圾的動作。隨著吸塵器的普及，使用掃把的情況減少，也漸漸不再需要畚斗。但在打掃室外的時候，仍然可見到這種動作。使用時的訣竅是慢慢將畚斗向後移動，把小垃圾掃進裡面；但有時候可能會發生垃圾掃不進畚斗，人只好不停倒退的情況。

手動搖下車窗

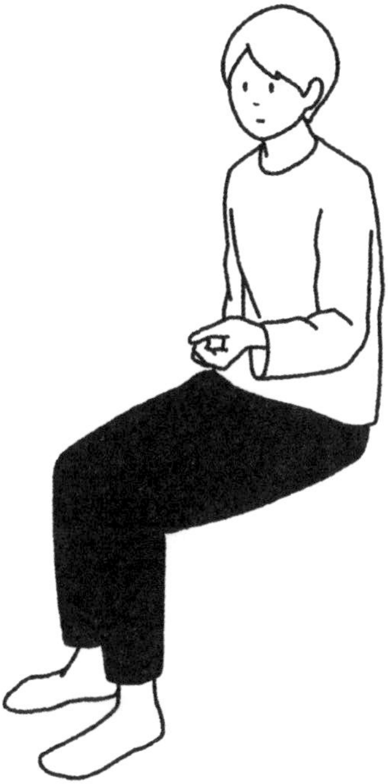

瀕危等級

★★★☆☆

手動轉動安裝在車門上的把手，開關汽車車窗的動作。通常關上車窗時轉動會比較費勁，有時會導致較小的孩子打開窗戶後卻無法自行關上。由於現在的汽車大多採用電動車窗，因此這種動作已經漸漸看不到。

自行車雙載

瀕危等級

★★★☆☆

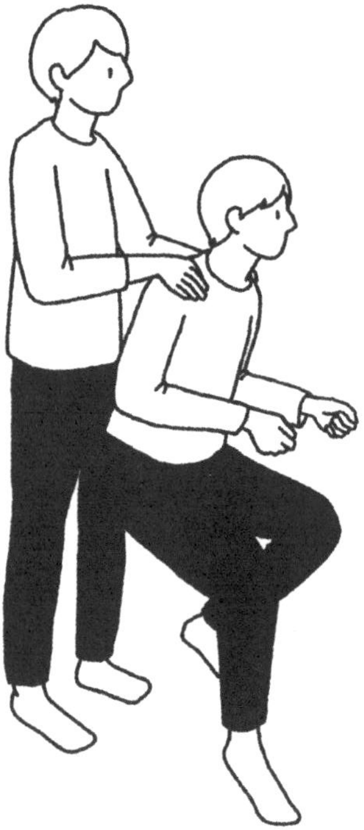

在自行車後面載著另一人一起騎行的動作。如果車子沒有後架，後面載的人通常會站在後輪的軸心上，抓住前面騎車的人。也會出現一些方便雙載時踩踏的配件。這種動作在人們的記憶中往往是青春的象徵，但實際上是被禁止的行爲，會被處以罰款。

磨芝麻

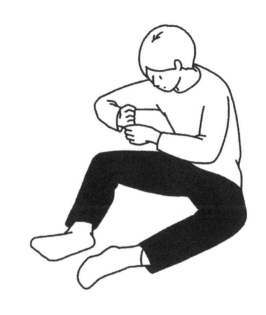

瀕危等級

★★★☆☆

這裡指的絕不是討上司歡心的意思*（這種動作應該不會滅絕）。這是使用研缽和研杵來研磨食材的動作。隨著食物處理機等方便的工具變得司空見慣，也越來越少人會特地使用「研缽」這種工具來進行研磨了。

*譯注：在日文慣用語中，「磨芝麻」（ごまをする）代表「阿諛奉承、拍馬屁」之意。

吹遊戲卡匣

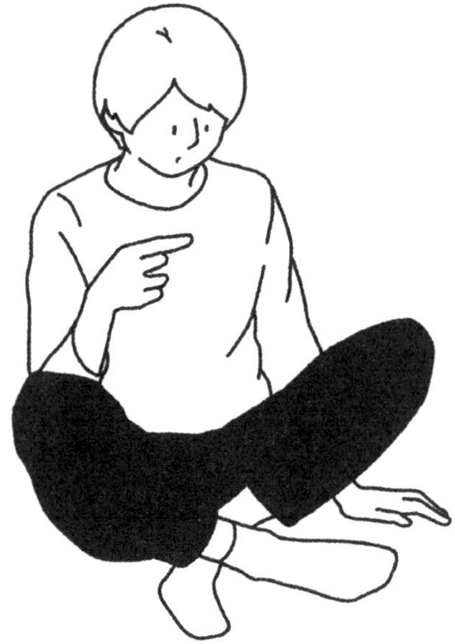

瀕危等級

★★★☆☆

當遊戲機和卡匣接觸不良，無法啟動時所採取的動作。對卡匣吹氣看起來是要除去灰塵，實際上卻可能會讓卡匣沾附濕氣，不能視爲一個好方法。從某個時期開始，大多數遊戲逐漸從卡匣轉移到其他媒介，目前下載版已成主流，這樣的動作也幾乎看不到了。

喝牛奶

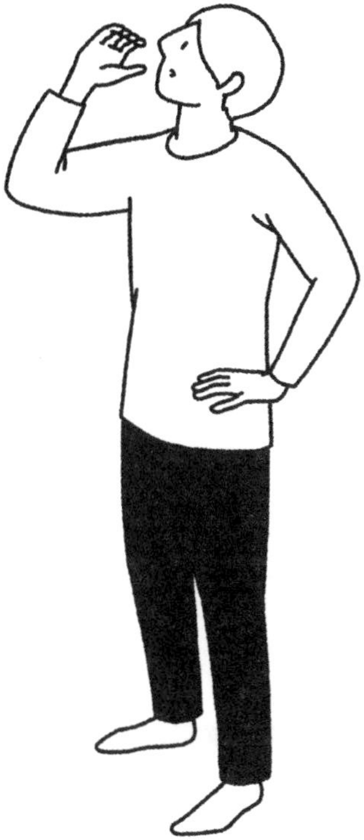

瀕危等級

★★★☆☆

這個動作是爲了補充水分，也可以說是泡完澡後的妙趣所在。不知爲何，在公共浴場的更衣室或休息區喝牛奶時，採用單手扶腰、雙腳站開的姿勢似乎成了一種主流風格。而無論是喝咖啡牛奶還是香蕉牛奶，雖然口味因人而異，一口氣喝完據說是種基本禮儀。

把手搭在副駕駛座上

瀕危等級

★★★☆☆

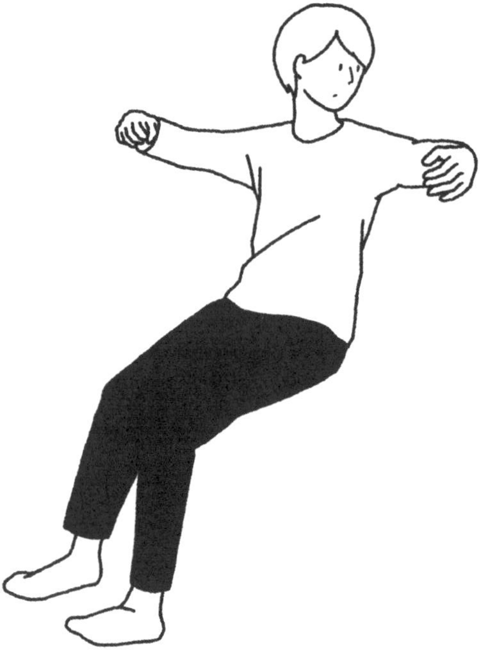

在倒車時，爲了回頭確認後方情況，將手搭在副駕駛座上的動作。由於倒車顯影系統的普及，這種動作變得不再那麼必要。這種動作有時會被視爲讓女性心動的「受歡迎舉止」，但正因爲如此，也有很多人反倒認爲這個動作很尷尬。

放進CD

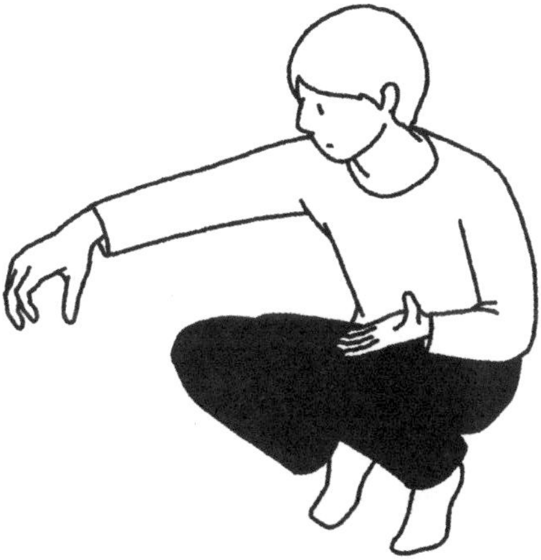

將CD放入音響等播放設備的動作。隨著音樂和影像的數位傳播變得普遍，越來越多人不再使用實體媒介，也使得這種動作瀕臨絕種。在過去，許多年輕人會去出租店租借CD，然後迫不及待地放進家中的音響。這個瞬間對他們來說是非常令人期待的。同樣地，「專輯」這個概念也正在逐漸消失。

瀕危等級

★★★☆☆

看報紙

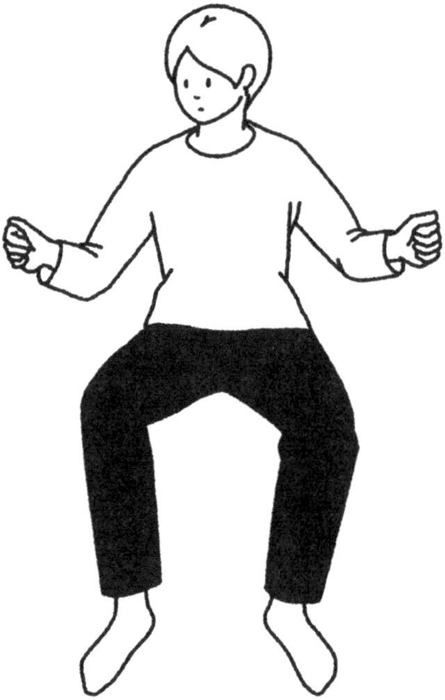

瀕危等級

★★★☆☆

主要在晨間時段能看到的動作。過去在咖啡館或電車上隨處可見，但現在隨著智慧型手機和平板電腦普及，人們能夠輕鬆透過這些設備接收資訊，在路上看到這種動作的情況大大減少。也有人會顧慮到周圍的人，採取將報紙或雜誌摺疊成較小的形狀，用單手拿著閱讀的變化版動作。

拉繩關燈

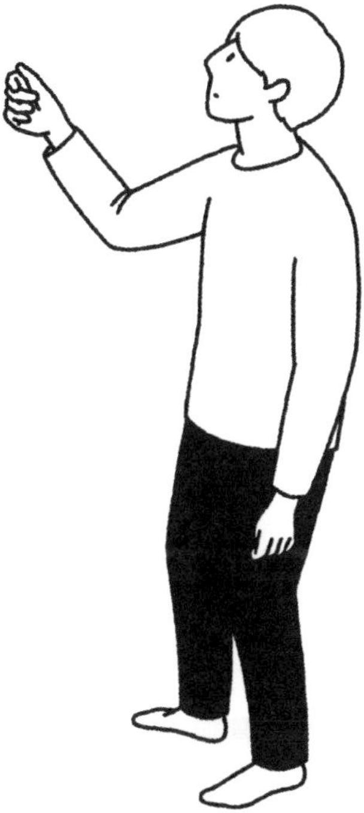

瀕危等級

★★★☆☆

藉由拉動燈具上的燈繩來開關燈的動作。現在，大多數居家照明已經改採開關式，近年也越來越多燈具是用遙控器操作。由於未來還可能變成靠聲控開關，因此這種動作的滅絕風險非常高。

邊看地圖邊走路

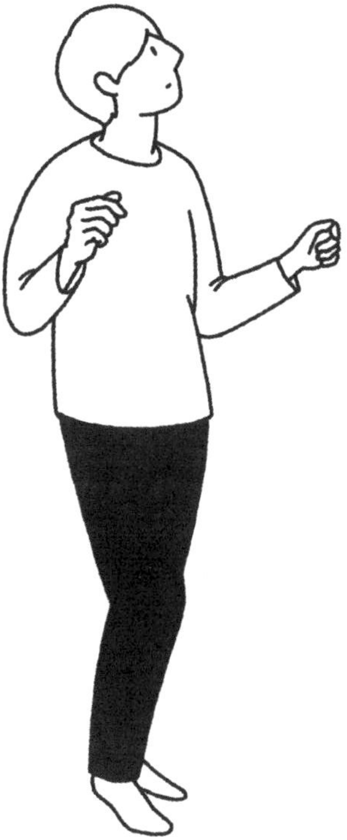

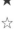

將摺疊的地圖展開，一邊確認自己所在位置、一邊前往目的地的動作。過去，懂得閱讀地圖的人意外受到尊敬。隨著使用GPS功能的手機地圖變得普及，這種動作如今已經不太常見。然而過度依賴手機導航，可能會被導到不該涉足的場所，我們應當多加警惕。

瀕危等級

★★★☆☆

查字典

瀕危等級

★★★☆☆

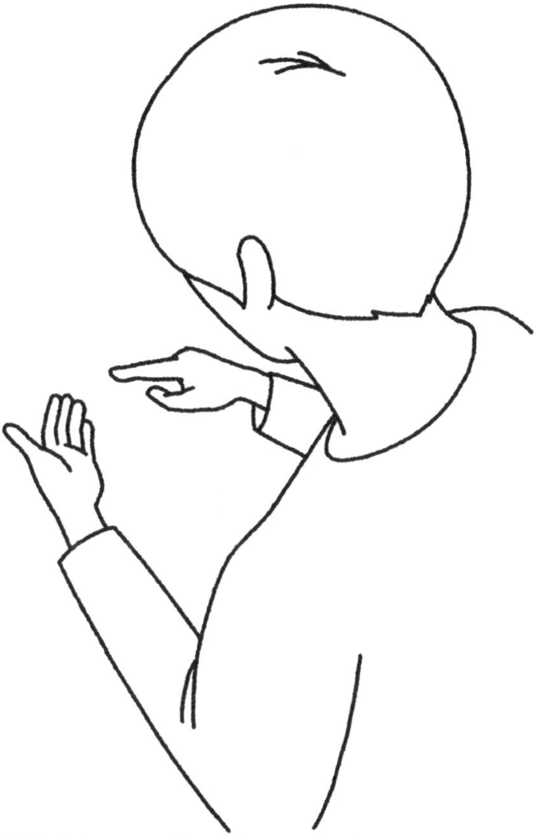

用手指循著字典中的索引，尋找詞彙和其意義的動作。在現代，人們已習慣上網搜尋和調查自己不熟悉的事情，越來越少人會隨身攜帶好幾百頁的厚重字典。只要在網路上搜尋「〇〇意思」，基本上都能找到大致的資訊，但仍有一說是紙本字典更有助於語言學習。

鋪被子

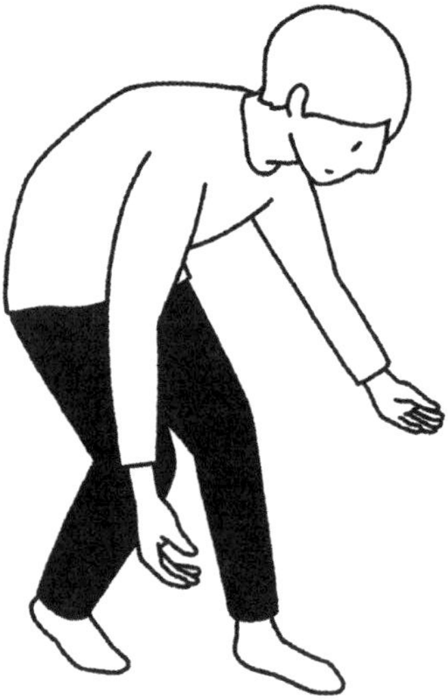

瀕危等級

★★★☆☆

將被褥鋪在榻榻米上的動作。由於西式床鋪在日本逐漸成爲主流，需要鋪被子的情況也就慢慢變少了。如果把被子長時間鋪著不收（日文稱爲「萬年床」），就很容易發霉之類。因此，伴隨而來的就是麻煩的「摺疊」和「收納」動作。由於收被子的需求少了，如今很多房子已經沒有「壁櫥」，而是改成了衣櫥。

邊走路邊抽菸

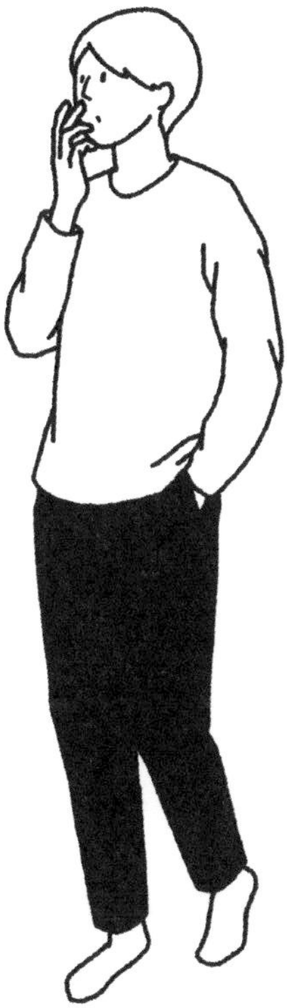

一邊走路、一邊抽菸的動作。過去在路上相當常見，但現在已經被視爲非常危險的行爲，因爲香菸往往會垂在手上，位置恰好跟孩子的臉部同高。目前日本許多地方已經立法禁止這種行爲，也比較少看到這種動作了。

瀕危等級
★★★☆☆

按掉鬧鐘

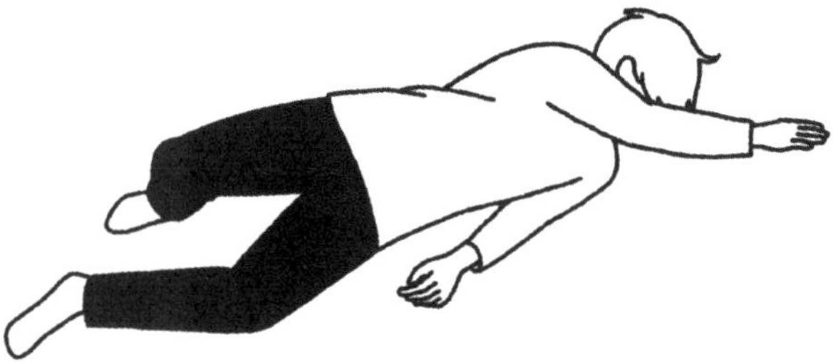

瀕危等級

★★★☆☆

睡眼惺忪地用手摸索著按鈕，把鬧鐘關掉的動作。這是經常可以在早晨看到的一系列動作。現在許多人已經改用手機的鬧鐘功能叫自己起床，這種動作應該還會持續減少。但爲什麼不管把鬧鐘擺得多遠，我們都還是會不小心又睡回去呢？

★★☆☆☆

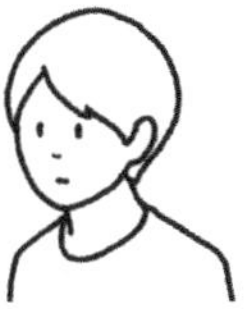

瀕危等級 2

這麼一說，其實根本沒在做的動作

擰乾抹布

瀕危等級

★★☆☆☆

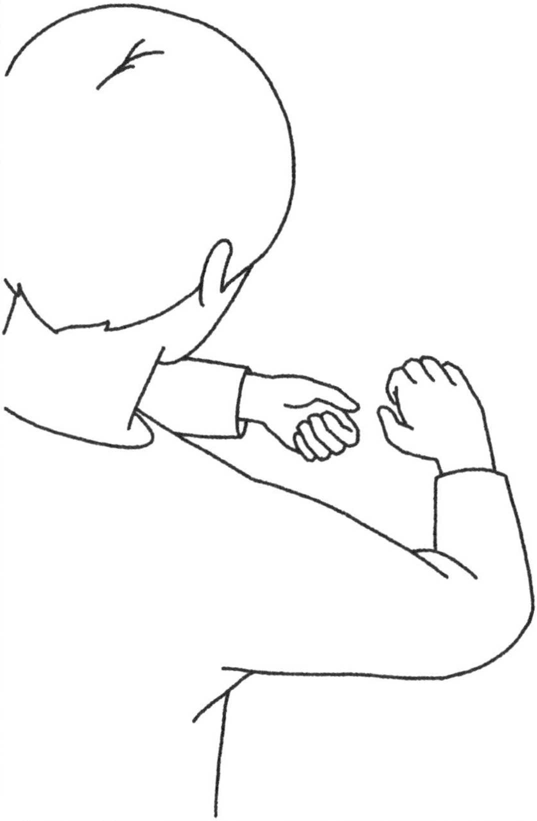

使用濕抹布擦拭清潔時會看到的動作。仔細看的話，會發現擰乾抹布的方法因人而異。雖然這種動作依然存在，但近來似乎有很多人不太擅長擰乾抹布，尤其是小朋友。據說小學也經常呼籲家長進行指導。

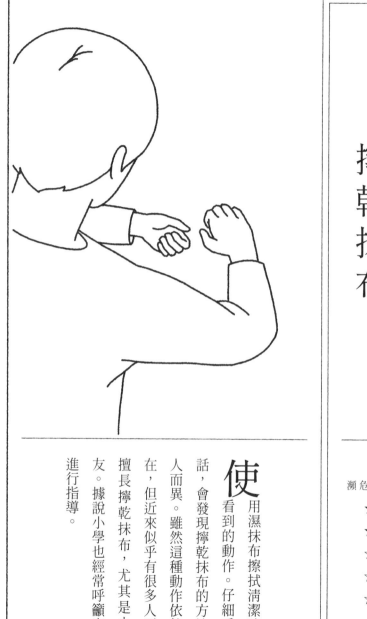

點鈔票

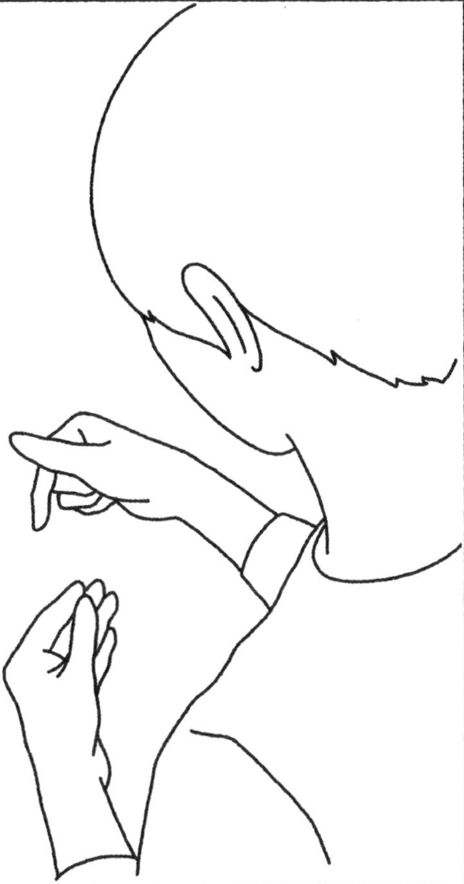

瀕危等級

★★☆☆☆

迅速地計算大量紙鈔張數的動作。在彎折紙鈔的同時，用手指將鈔票一一翻開。如今薪資都改爲匯款入帳，且無現金支付已經普及，手上實際握到紙鈔的機會也減少了，因此有許多年輕人不會這個動作。有些曾經在銀行工作的人，在點鈔的速度和準確度上表現出色。

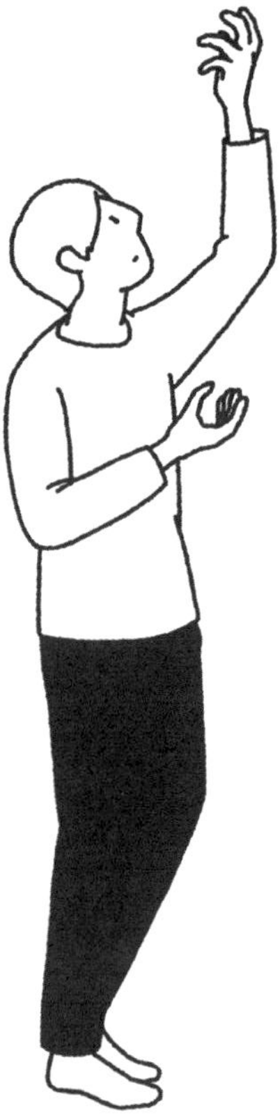

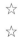

換燈泡

瀕危等級

★★☆☆☆

旋轉燈泡，將其安裝到有螺紋的燈座上的動作。

在白熾燈泡時代，由於燈絲經常燒斷，更換是家常便飯。而隨著日光燈管和LED燈泡成為主流，換燈泡的動作就變得相當罕見。據說在插座尚未普及的年代，各家庭經常把這種燈座當作電源。

削蘋果皮

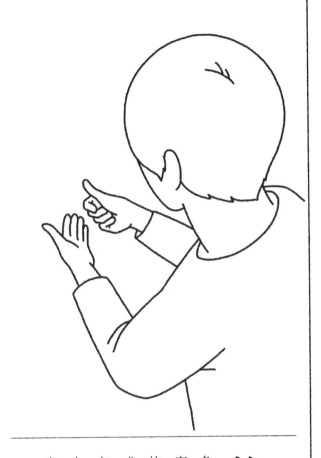

使用刀具將蘋果螺旋狀去皮的動作。如果刀子的角度或施力不對，蘋果皮就很容易斷開，因此是個難度頗高的動作。另一方面，據說只要成功削出一長條像緞帶般、沒有斷掉的蘋果皮，就能帶來極大的滿足感。但到了最近，大家都比較常用削皮刀。

瀕危等級

★★☆☆☆

抱膝坐（體育坐）

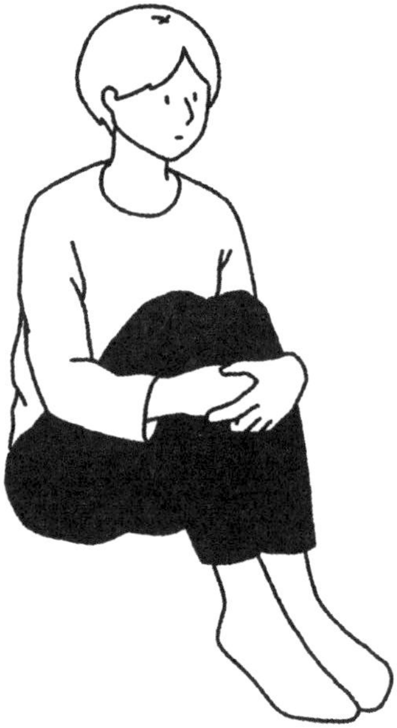

瀕危等級

★★☆☆☆

彎曲雙腿，抱住膝蓋坐下的動作。此坐姿可以將身體縮成比較小的形狀，節省空間，因此適合在人數眾多時採取。由於這種姿勢在日本的學校教育中受到推廣，絕大多數日本人應該都有經歷過。在某些地方，它也被稱爲「三角坐」。

向前看齊

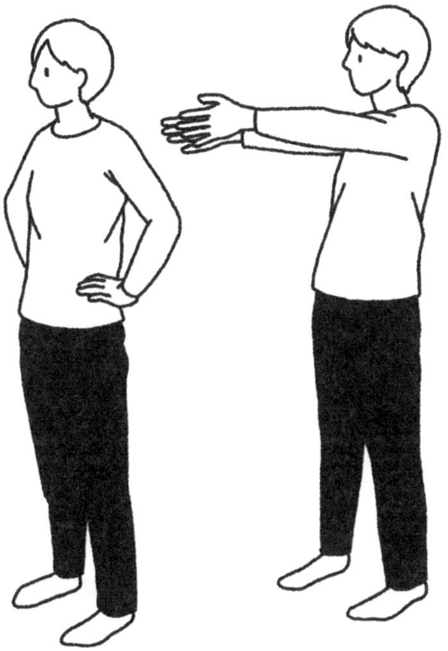

瀕危等級

★★☆☆☆

在朝會或體育課時，整理隊伍的動作。伸出雙臂，使其與站在前面的人的肩膀同寬，好讓列隊維持一直線。因爲只有最前面的人採取不同的姿勢，有人也會把「從來沒向前看齊過」當作矮個子的代名詞。現在由於多人集會減少，看到這種動作的機會也變少了。

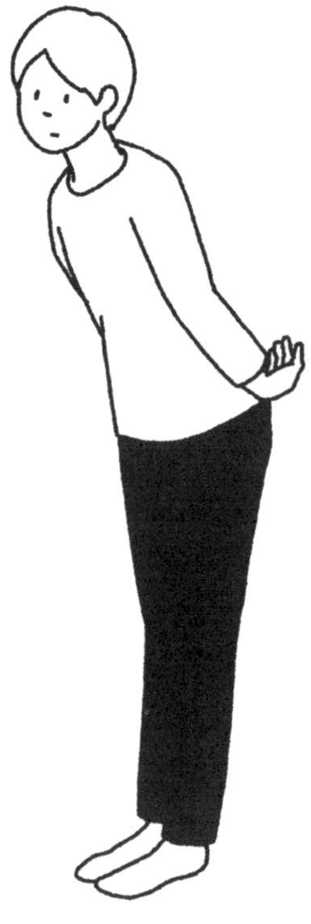

揹小孩

瀕危等級

★★☆☆☆

揹著玩累了或者已經睡著的孩子的動作。雖然平時不太會注意到，但這種動作似乎也在減少。原因有可能是無障礙設施趨於完善，讓嬰兒車的使用更加方便，以及前抱式的嬰兒背帶普及，讓把孩子揹在胸前的人變多了。

用毛筆寫字

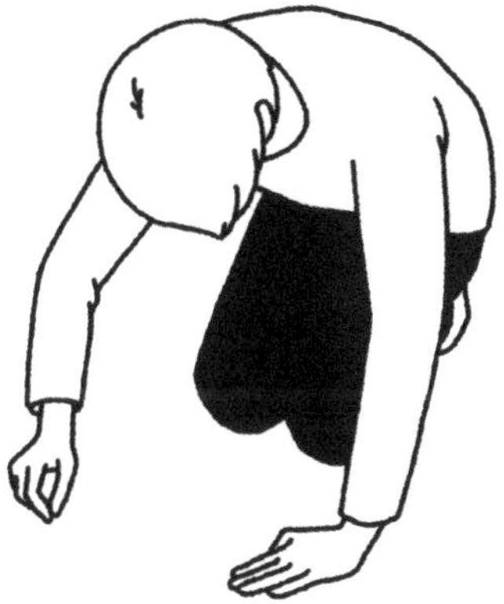

瀕危等級

★★☆☆☆

用毛筆蘸墨，在紙上書寫的動作。在以前是再正常不過的事情，但由於事前準備較繁瑣，鉛筆和原子筆等方便的書寫工具逐漸取而代之。現在，人們可能只會在新年題字或書法課上體驗到這種書寫方式。儘管日常生活中不再使用，但仍有許多人將其視爲一種藝術來享受。

舔指尖

瀕危等級

★★☆☆☆

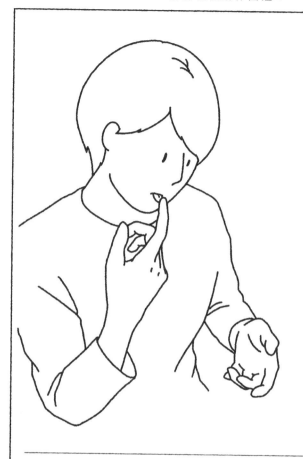

翻動整疊紙張時會進行的動作。藉由把指尖沾濕，可以使手指更容易翻動紙張，而不會滑過紙面。人還年輕、手上油脂比較滋潤的時候，可能就不需要這種動作。隨著替代用的辦公用品出現，以及基於紙本文件減少、衛生考量等原因，這種動作也有減少的趨勢。

朝筆尖吹氣

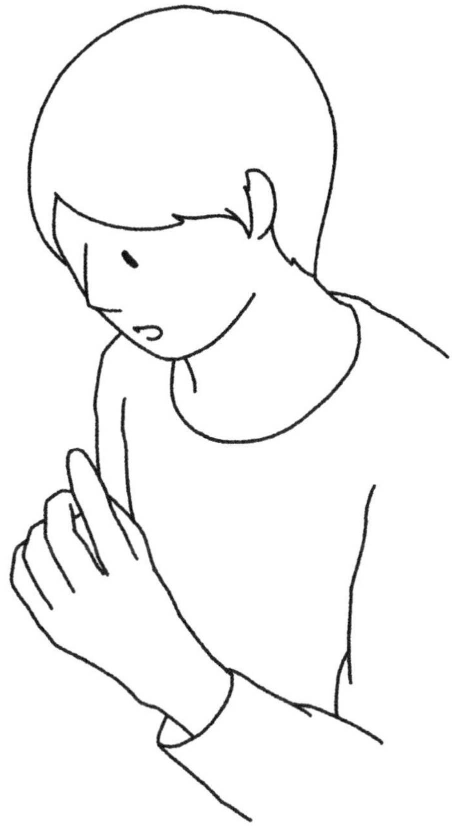

瀕危等級

★★☆☆☆

將熱氣呼到筆芯上，讓筆芯變暖、使難寫的原子筆復活的動作。不過，此方法只在傳統油性原子筆還流行的從前奏效，現在由於墨水和筆尖都已改良，原子筆斷墨的情況也變得少見。

用掃帚掃地

瀕危等級

★★☆☆☆

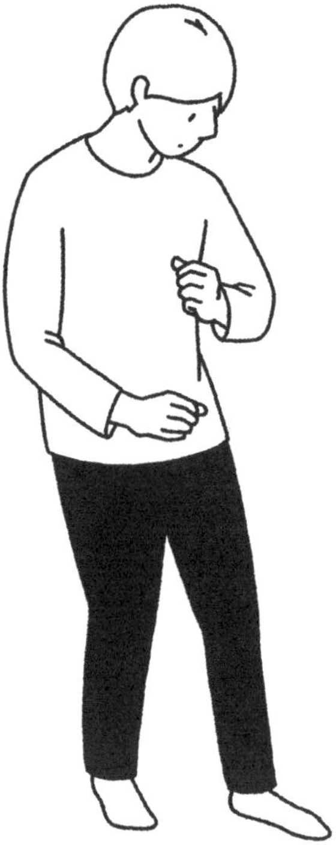

使用長柄掃把將垃圾掃起來丟掉的動作。在學校或工作場所仍然很常見，但在家裡等場合就漸漸看不太到了。在赤塚不二夫的漫畫《天才妙老爹》流行的時代，似乎有爲數衆多的小孩會在掃地時講著「您要出門嗎？嘞嘞嘞喏嘞？」這句台詞。＊

＊譯注：《天才妙老爹》（天才バカボン）爲日本經典搞笑漫畫，此處的台詞出自一位經常拿著掃把掃地的角色。

看手錶

瀕危等級

★★☆☆☆

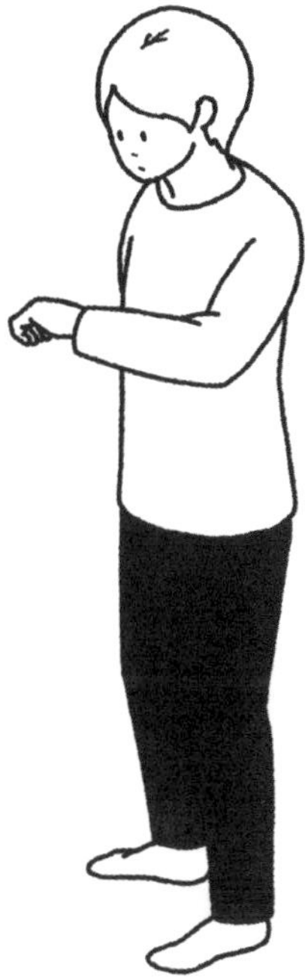

看著戴在手腕上的手錶的動作。隨著大部分人都改看手機確認時間，查看手錶的動作已經被查看手機的動作取代。不過，仍然有不少人將手錶當作一種時尚配件來配戴，因此這種動作應該還能苟延殘喘。

玩仙女棒

瀕危等級

★★☆☆☆

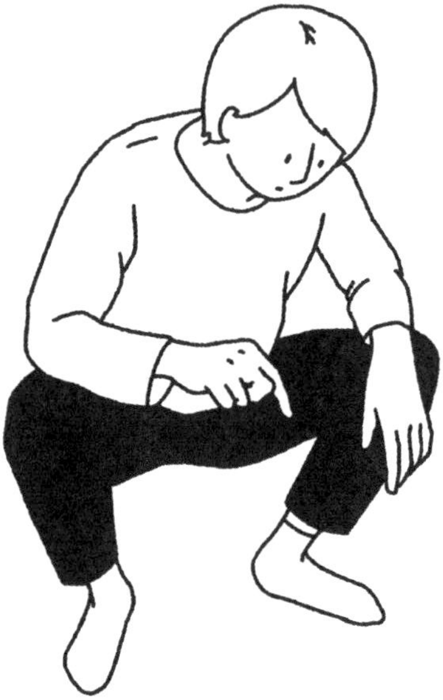

將手中拿著的仙女棒點燃，觀賞美麗火花的動作。爲了延長觀賞時間，人們通常會背著風蹲下，保護手上的仙女棒不熄滅。這是令人懷念的夏季景象，但在都市地區，隨著能夠燃放煙火的場所大幅減少，看到的機會也隨之變少。

測量東西

瀕危等級

★★☆☆☆

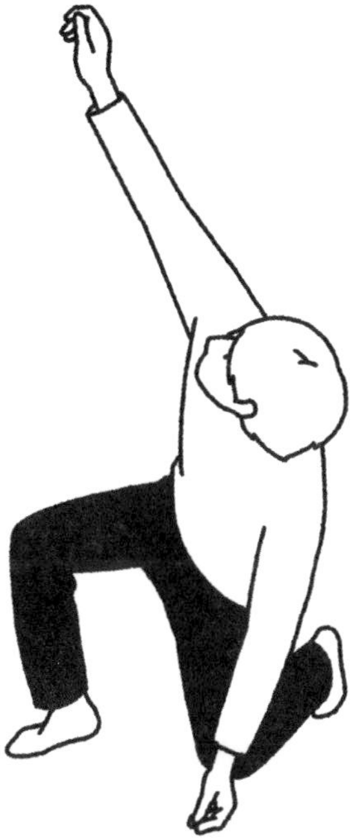

將有刻度的捲尺或其他測量工具貼在物體或空間上，測量其尺寸的動作。測量很長的東西的時候，可能還需要拼命把手伸長，或是兩個人分工合作托住兩端。近年來，隨著以雷射或影像測距的儀器興起，傳統的測量姿勢正在逐漸消失。

插入車票

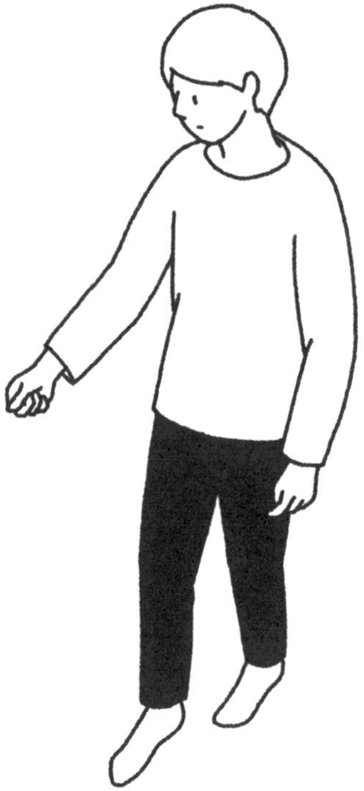

將車票插入自動驗票機的動作。然而，車票本身已經面臨絕種危機。隨著IC卡專用的自動驗票機登場，不時會看到找不到地方插入車票，對此困惑不已的人。目前，幾乎全數採用IC卡專用自動驗票機的車站也已經不足爲奇。

瀕危等級

★★☆☆☆

★☆☆☆☆

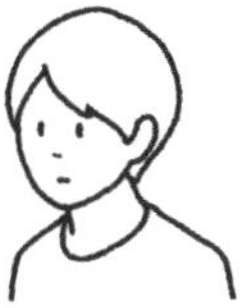

瀕危等級

1

近年來
已經做得
沒那麼頻繁
的動作

交換名片

瀕危等級

★☆☆☆☆

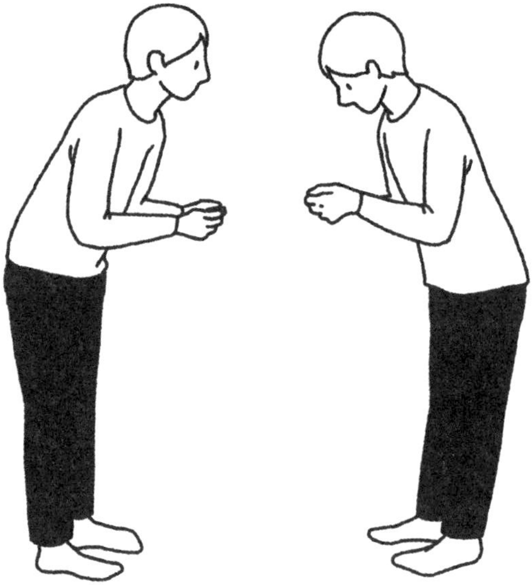

交換印有自己名字和職稱的名片的行爲。在日本，從拿出名片的順序、鞠躬的角度，到遞名片的位置不可以高於對方等等，存在著各式各樣的規則。雖然這曾是社會人士普遍的問候方式，但隨著線上會議增加，此動作近年也逐漸減少。

蓋印章

瀕危等級

★☆☆☆☆

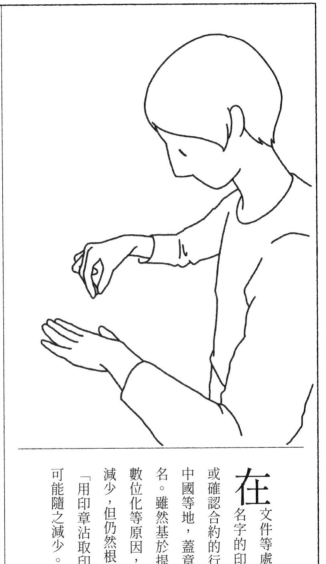

在文件等處蓋上刻有自己名字的印章，以示同意或確認合約的行爲。在日本和中國等地，蓋章是用以替代簽名。雖然基於提升效率及文件數位化等原因，這種動作正在減少，但仍然根深蒂固。同時，「用印章沾取印泥」的動作也可能隨之減少。

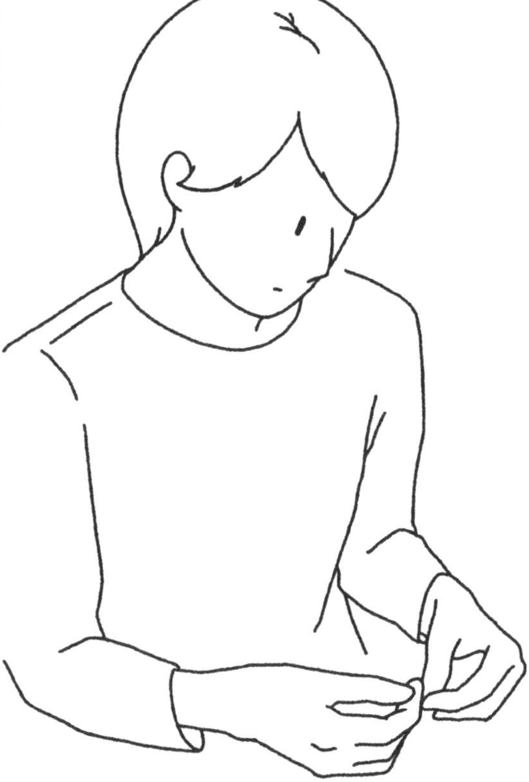

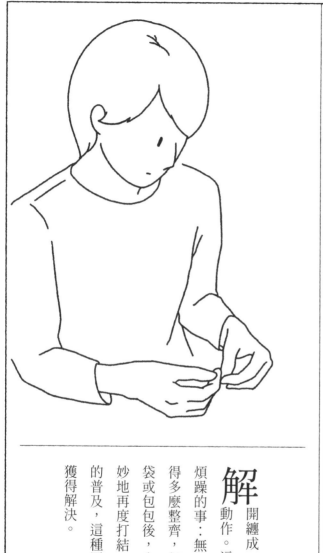

解開耳機線

瀕危等級

★☆☆☆☆

解開纏成一團的耳機線的動作。這是件令人極度煩躁的事：無論你將耳機線收得多麼整齊，但在把它放進口袋或包包後，它總是會莫名奇妙地再度打結。隨著無線耳機的普及，這種壓力有望一口氣獲得解決。

看觀景窗

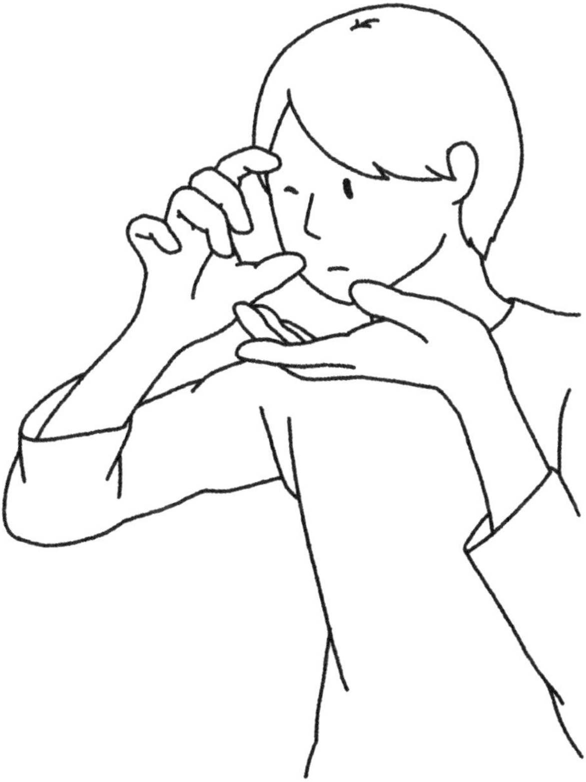

瀕危等級

★☆☆☆☆

透過相機觀景窗觀看被攝物的動作。由於智慧型手機的普及和無反相機的流行，會做這個動作的人有減少的傾向。據說部分專業攝影師或攝影愛好者，還是相當喜歡這個動作。

點菸

瀕危等級

★☆☆☆☆

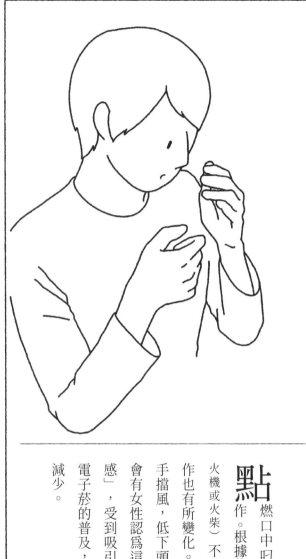

點燃口中叼著的香菸的動作。根據使用的工具（打火機或火柴）不同，手部的動作也有所變化。有些男性會用手擋風，低下頭來點菸，偶爾會有女性認爲這個樣子「很性感」，受到吸引。然而，隨著電子菸的普及，這種動作正在減少。

抄筆記

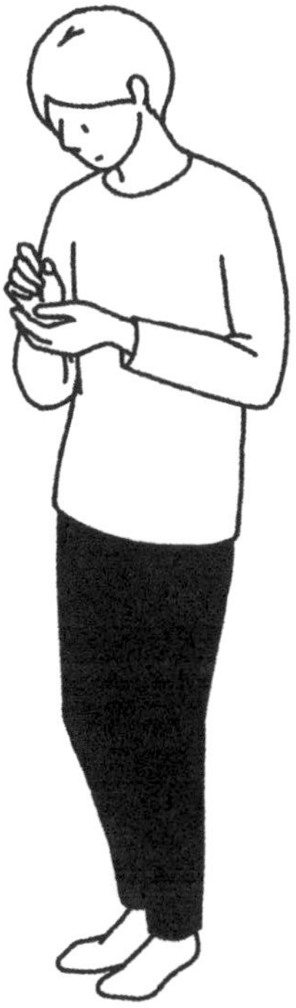

瀕危等級

★☆☆☆☆

使用筆記本和筆進行記錄的動作，在求職者和新進員工中尤其常見。雖然使用手機備忘錄功能的人越來越多，但總會讓人覺得態度不夠認眞，給人的感受不好。做筆記與其說是用來留下記錄，倒不如說是一種展示認眞態度的行爲。

刷條碼

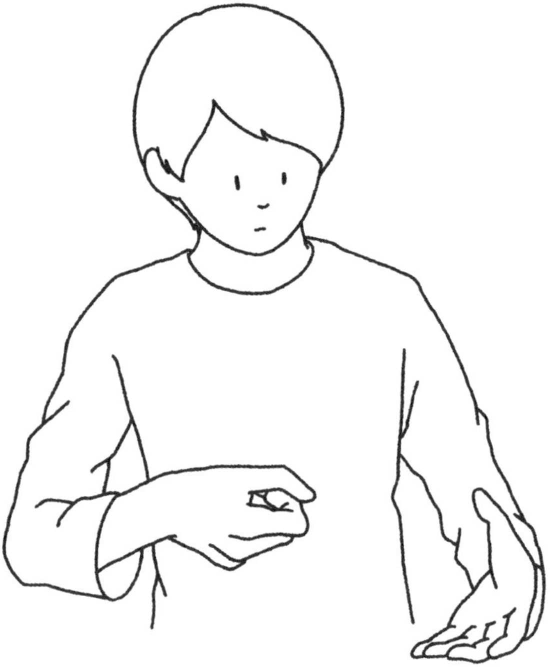

瀕危等級

★☆☆☆☆

掃描商品上的條碼，或是打收銀機輸入金額的動作。在超市等場所經常可以看到。部分資深門市收銀員的速度和精確度，甚至堪稱專家。由於網路購物的興盛和掃描技術的進步，這種動作可能只會逐漸減少。

從書架上選書

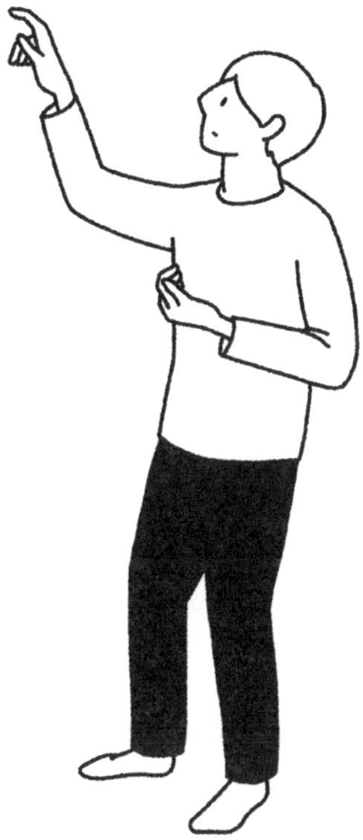

從書店的書架上尋找想看的書或感興趣的書的動作。不知爲何，當人們尋找書架上方的書時，總是會想要用手指指向它們。隨著網路書店和電子書的普及，到實體書店挑選書籍的機會越來越少。不過，在書店還是有可能邂逅上網搜尋時找不到的驚喜之書。

瀕危等級

★☆☆☆☆

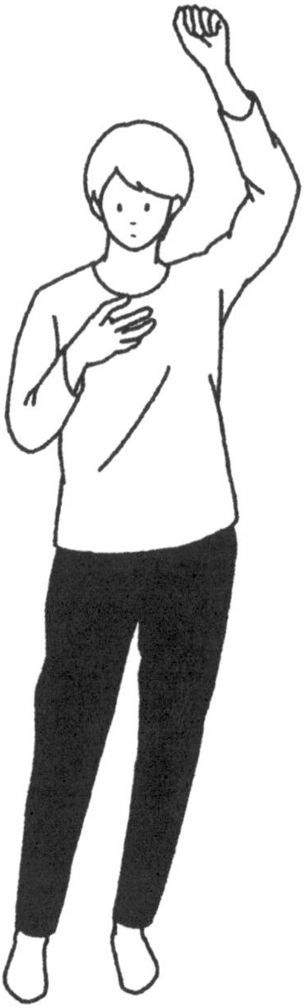

拉吊環

瀕危等級

★☆☆☆☆

搭乘晃動的列車時，爲了保持平衡而進行的動作。據說在過去，掛在車廂內的吊環眞的是用皮革製成的（日文稱爲「吊革」）。在擁擠的列車上，可能會出現抓不到吊環而不得不忍受一路搖晃的情形。隨著遠端工作普及，這種動作可能會減少，而且還成了人們希望能消失的動作之一。

用熨斗燙衣服

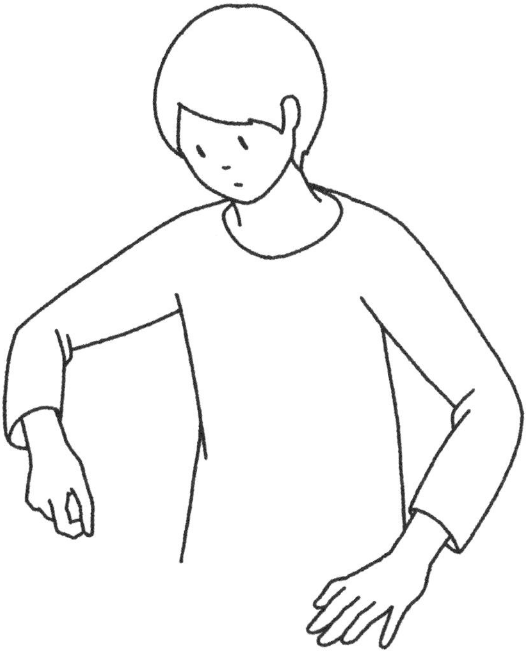

瀕危等級
★☆☆☆☆

將加熱的金屬面壓在布料上，去除皺褶的動作。燙衣服雖然是一項費時費力的作業，但即使在洗衣機不斷升級的情況下，這種動作依然從未消失。不過，目前已開發出利用空氣或蒸氣除皺的工具，未來從洗淨到熨燙可能都會變成全自動。

一群人一起乾杯

瀕危等級

★☆☆☆☆

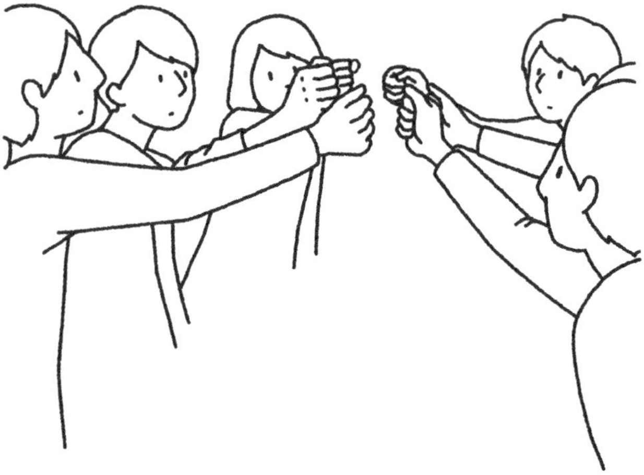

和公司同事在居酒屋等場所聚會，一同舉杯乾杯的動作。而且通常第一杯都是喝啤酒。雖然這在過去是相當常見的情景，但近年來，年輕一代似乎傾向避開所謂的「喝酒應酬」。儘管此動作呈現減少的趨勢，但仍是一個許多人呼籲要保留的動作。

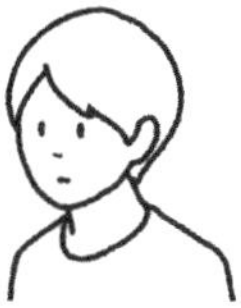

瀕危等級

0

☆☆☆☆☆

目前大家
普遍會做，
但未來也可能
隨時消失
的動作

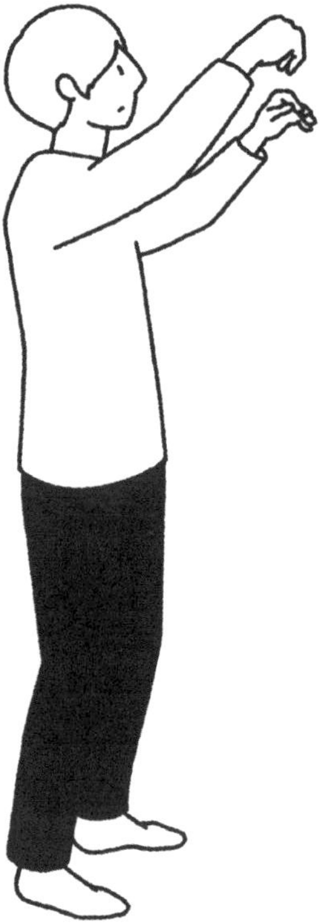

晾衣服

瀕危等級

☆☆☆☆☆

把洗好的衣物掛起來晾乾的動作。這個動作受天氣影響很大，在晴朗的日子裡，你常可以看到家家戶戶掛滿衣服和毛巾的景象。如今，隨著洗脫烘一體的全自動洗衣機逐漸普及，再加上許多社區大廈禁止在陽台晾曬衣物，這種動作可能會逐漸減少。

打開罐裝果汁

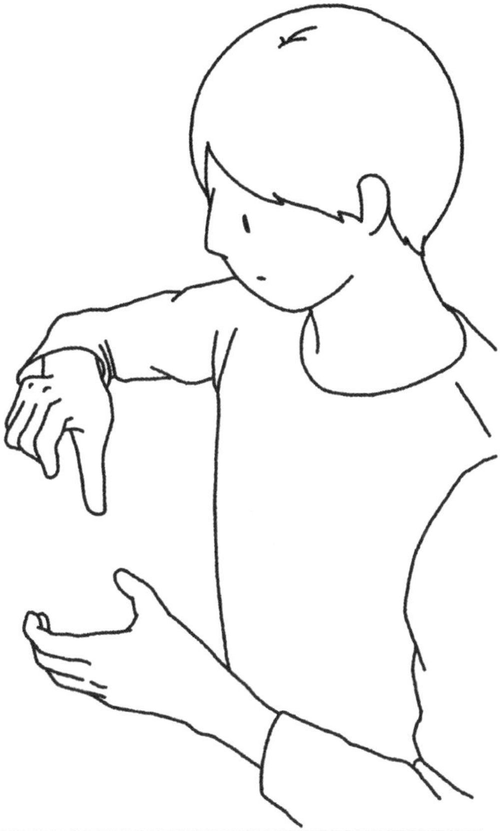

瀕危等級

☆☆☆☆☆

拉起拉環，打開罐裝飲料的動作。如果指甲太短或太長，可能會很難拉開罐子。由於罐裝飲料的消費量減少，看到這種場景的次數也減少了。不過對於那些在下班路上，會順道在便利商店買罐啤酒的人來說，這仍然是一個熟悉的動作。

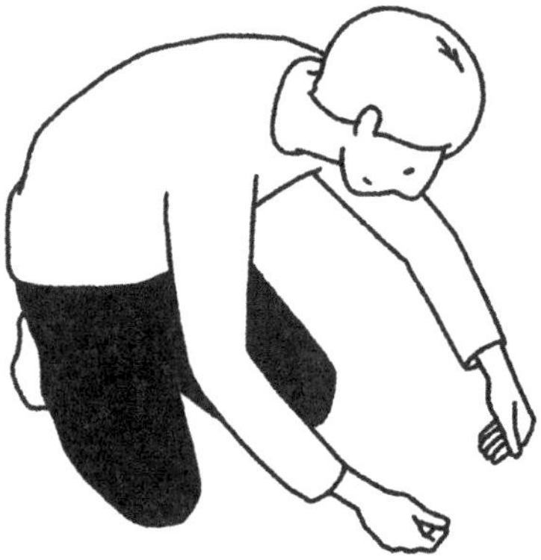

摺衣服

瀕危等級

☆☆☆☆☆

將整潔的衣物摺成小疊，放進櫃子等地方的動作。因爲很麻煩的緣故，很多人現在都不收衣服，直接從衣架上拿衣服穿。雖然這仍然是日常生活中常見的動作，但已經有自動摺衣機問世，未來可能不再需要這種動作。

上街買東西

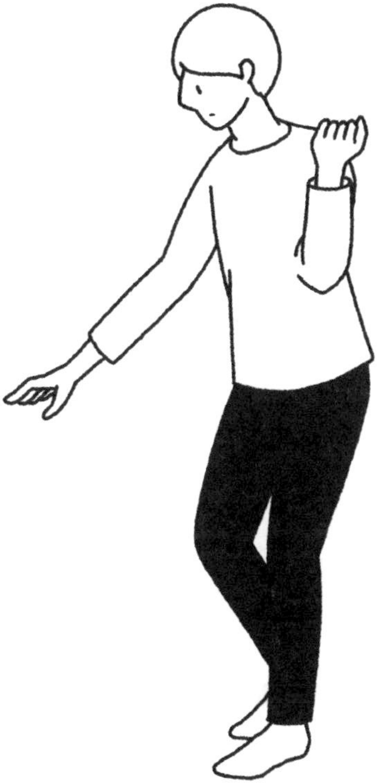

瀕危等級

☆☆☆☆☆

親自前往商店、挑選要購買的商品，然後拿到收銀台結帳的動作。在這個過程中可以體驗到期待感，從前往商店到挑選商品的時間都充滿樂趣。然而，隨著線上購物等方式普及，人們無須出門就能買到想要的東西，看到這種動作的頻率可能會日益減少。

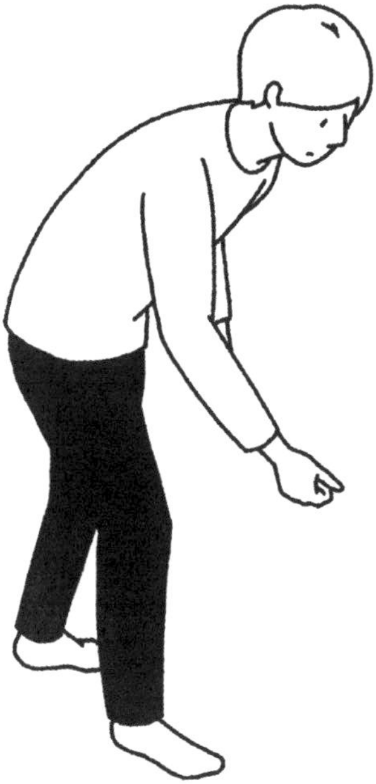

用吸塵器吸地板

瀕危等級

☆☆☆☆☆

使用吸塵器，將地板或地毯上的垃圾和灰塵吸走的動作。實際上，最容易吸走垃圾的方式不是把吸塵器向前推，而是向後拉。雖然這是最常見的清潔動作，但隨著全自動掃地機器人等家電大幅普及，這種動作可能面臨絕跡的風險。

開車

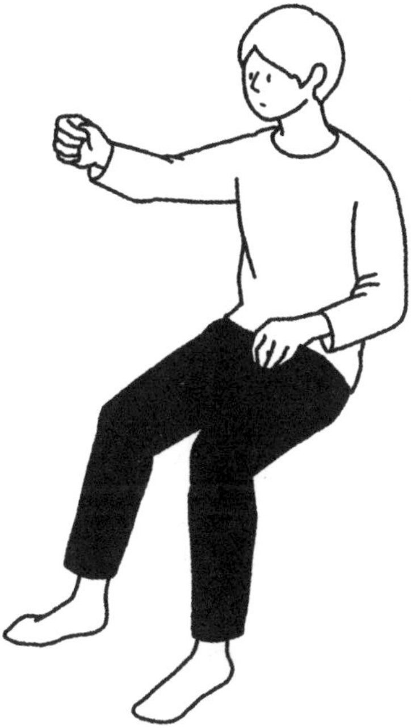

瀕危等級

☆
☆
☆
☆
☆

握住方向盤、踩下油門，操作車輛前往目的地的動作。由於現代車輛逐漸開始導入自動駕駛，目前這種理所當然的動作，滅絕的危險性已經比過去更高。包括操控離合器、變速桿等手排駕駛的動作，皆已經處於滅絕危機之中。

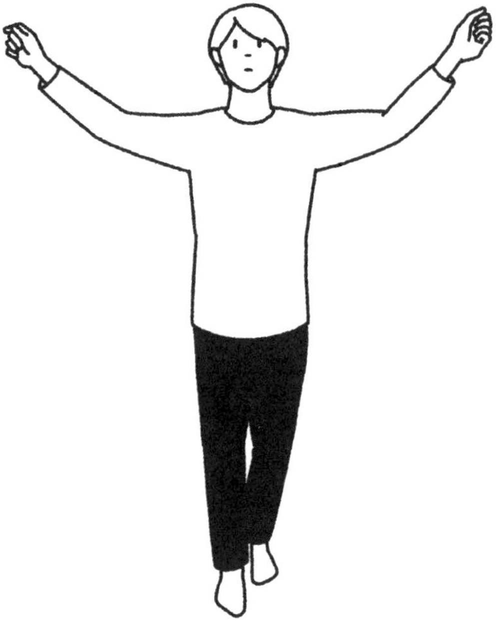

拉起窗簾

打開或關上窗簾的動作。

儘管要讓窗簾自動開關很容易，但這種設備目前並不普及。這種老派的動作反而可能不太容易消失。打開窗簾的瞬間，沐浴在早晨陽光下的愉悅感，也許是人們不安裝自動窗簾的原因之一。

瀕危等級

☆☆☆☆☆

倒垃圾

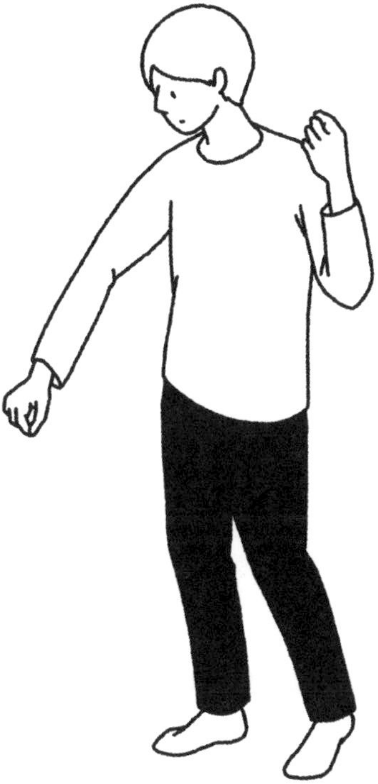

將家裡產生的垃圾裝入袋子，帶到指定地點丟棄的動作。隨著經濟成長，垃圾量也不斷增加，但處理垃圾的形式和流程基本上沒太大變化。近年來，某些區域開始規定要使用付費的專用垃圾袋。如果看到這種動作的頻率減少，應該也意味著環境問題有所改善吧。

瀕危等級

☆☆☆☆☆

綁鞋帶

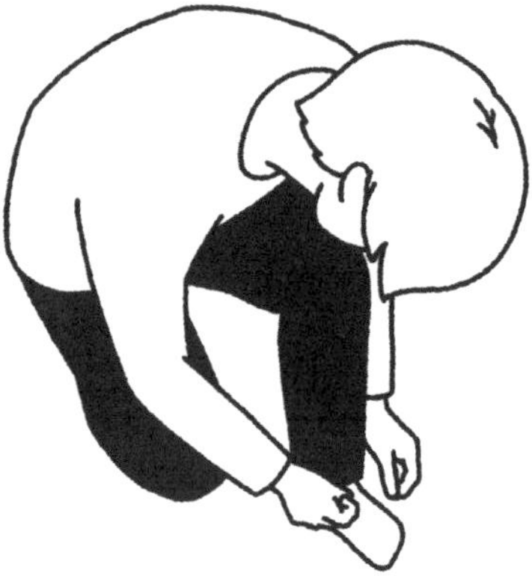

瀕危等級

☆☆☆☆☆

使用鞋帶調整鞋子的鬆緊度，使其更合腳的動作。據說近年來，有許多孩子無法熟練地綁好鞋帶。曾在電影《回到未來》中出現、可以自動綁鞋帶的鞋款已經上市，或許哪天這個動作就不再必要，而是會變成某些運動鞋愛好者的文化。

用鑰匙鎖門

瀕危等級

☆☆☆☆☆

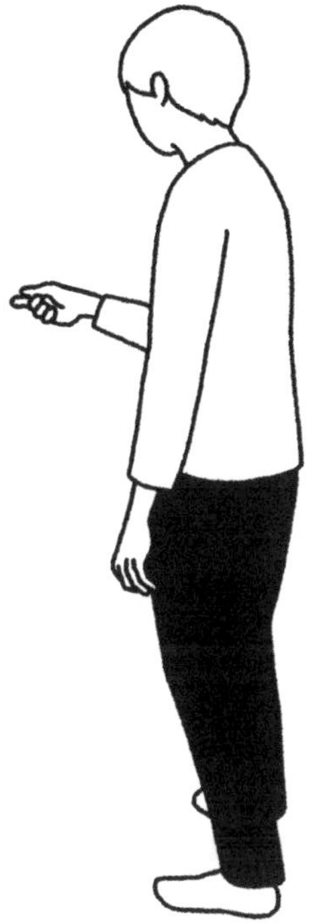

將金屬鑰匙插入鎖孔，轉動以鎖定或解鎖的動作。由於指紋辨識和手機驗證等嶄新的驗證技術出現，並被應用於開關門鎖上，這個動作在不久的將來說不定會絕跡。還有一個原因，就是這種動作很容易忘記有沒有做，許多人因此得返回家門口再次確認。

按按鈕

瀕危等級

☆☆☆☆☆

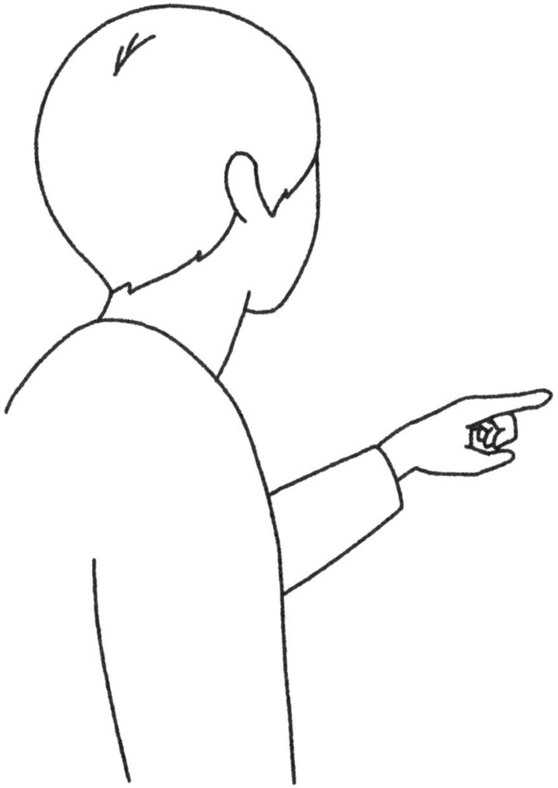

打開電燈開關、按下電鍋煮飯鍵……等，光靠一根手指就能啟動各種東西的動作。儘管這種動作在日常中理所當然，但自動化技術（自動感應、語音辨識等）正在各處蔓延。在不久的將來，甚至連按下按鈕的動作都可能會成爲過去式。

書末
特別對談

我自己也是「瀕臨絕種」的東西

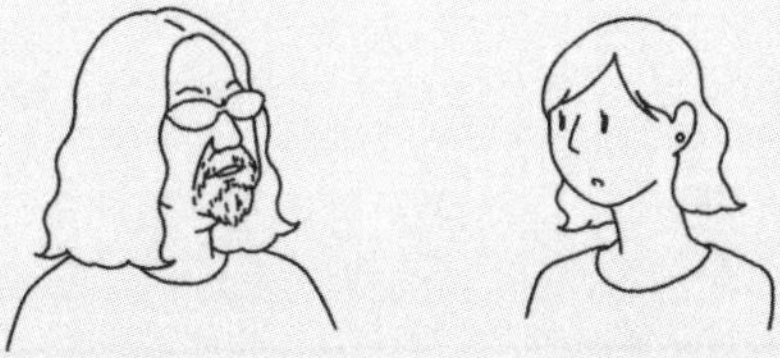

三浦純 × 藪本晶子

miura jun

1958 年生於京都。在就讀於武藏野美術大學時，出道為漫畫家。以插畫家、隨筆作家、音樂人等身分，活躍於各大領域。1997 年，以「MY BOOM」（譯注：和製英語，指「我的潮流」）一詞榮獲新語・流行語大賞。著有：《MY 佛教》（新潮新書）、《創造「不存在的工作」的方法》（文春文庫）、《見佛記》系列（與 itoseiko 合著，角川文庫）、《反正我們總有一天會死不是嗎？》（與 Lily Franky 合著，新潮文庫）（以上皆為暫譯）等。

實際上並不是眞的「擔心絕種」

miura：這本書是怎麼誕生的？有什麼創作的契機嗎？

藪本：這本書的創作是從美術大學的作業開始的。我當時一股腦地畫街頭人物速寫，然後突然靈機一動，經過多次修改後，才完成了這本圖鑑。這次我還在書裡添加了一些額外的動作。

miura：書名是「瀕臨絕種」，但實際上您也不是真的擔心會絕種吧？（笑）

藪本：是的。我在前言中也寫了，本書的用意並不是想保護這些動作。

miura：對吧（笑）。事實上，並不是所有可能絕跡的東西，都非得受到保護才行。

藪本：沒錯。

miura：特別是一些年長男性固有的惡習，我們現在反而該擺脫它們才對。像是那些在經濟高度成長期典型的「哇哈哈老頭」[1]的行為和言論，我從小就非常討厭。

藪本：這放到現在看，反倒令人傷感呢。談到懷舊的故事，我這次也在書裡加入了「戳破紙門」之類的內容。

miura：藪本小姐應該沒有真的戳破過紙門吧？

藪本：我其實戳破過佛壇的紙門。我雖然是一九九四年生的，但是在東京的下町長大，所以或許稍微體驗過一些昭和時代的感覺。

miura：那真是稀奇。我的老家比較偏向日式建築，卻沒有紙門。所以我從來沒做過這個動作。

我家客廳外表看似西式，實際上卻鋪著榻榻米。雖然鋪了地毯來遮住塌塌米，但是尺寸不對，所以會露出一點榻榻米的邊緣。這實在太有昭和感，讓我覺得很討厭。我當時一直在想，如果不是叫「昭和」，而是叫做「昭洋」就好了（笑）。

藪本：（笑）。確實，即使當時對某些東西沒什麼好印象，但真的沒在用了之後，現在再看反而會覺得有趣。例如「上蹲式廁所」，剛好就很符合這種感覺。

miura：與其說沒在用，不如說我們不再想用了吧（笑）。我第一次看到坐式馬桶是在一九七〇年的大阪世博會上。幾乎所有的日本人看到那個馬蹄形的便座，就不管三七二十一坐上去看看，我還看到有些馬桶被坐到破掉呢。蹲式馬桶的時代真的維持了很久。

藪本：年紀比我小的人，有些人反而不會使用蹲式馬桶。我有一些朋友也是，這讓我很吃驚。

miura：我覺得既然大家都不喜歡，全都換成坐式馬桶不就好了嗎？但也許有人正試圖保護那些即將絕跡的事物吧？這其中肯定牽涉到一些成年人的情感問題（笑）。

實際上沒人看過的「都市傳說動作」

miura：那個知名的「喝牛奶時用手插腰」的姿勢，我實際上一次都沒做過。

藪本：確實，我也只有在小時候因為好玩而試圖模仿過而已。

miura：欸，真的假的？那這個姿勢不就跟「都市傳說」沒兩樣嗎？

藪本：雖然我不覺得有到都市傳說的程度，但「轉頻道鈕」這個動作，我也從來沒看過，我覺得它只屬於《櫻桃小丸子》的世界。

miura：原來如此。那要擔心動作瀕臨絕種的應該是小丸子（笑）。要說的話，那個頻道旋鈕其實常常掉下來。把脫落的旋鈕巧妙地插入方形棒狀軸心上的動作，可能真的已經「絕種」了也說不定。

藪本：現在因為有遙控器，所以不再會有頻道旋鈕脫落的情況；如果電視壞掉了，大家也馬上就會買新電視來替換呢。

miura：以前都說電視是一種終身用品，所以才會出現這種試圖延長電視壽命的動作，而這些動作可能都快要絕種了。現在的東西都不會用到那麼久，所以反而不會產生瀕臨絕種的動作吧。

藪本：除了這個以外，這本書裡面還收錄了最近不再常見的動作，比如「拉繩關燈」之類的動作。

miura：這其實很費工夫呢。在電燈的燈繩前端，再連上更長的繩子，好讓人可以在躺下的時候一邊關燈。總覺得那些率先走向絕種的動作，好像都是那些人們花費工夫想出來的動作。總而言之，現在已經是一個不用費盡工夫的時代了。

藪本：手機的發明可能帶來了很大的影響。在電車上「看報紙」的動作也已經被看手機取代了。

miura：要在擁擠的通勤電車上，把報紙摺成合適的大小來看，也是要費一番工夫。不過，即使是這樣的工夫，也會在某個時間點失去它的意義。話說回來，像抽菸之類的行為，確實正在逐漸邁向絕種吧？

藪本：因為最近規定越來越嚴格了呢。

miura：很多抽菸的人都會把菸盒濾嘴的那端朝下敲一敲，這也算是一種工夫吧。據說這樣菸草會變得比較緊實，但真的是這樣嗎？這搞不好只是劣質香菸時代遺留下來的動作，但大家已經養成習慣，所以到現在還是有人會這樣做。

藪本：確實如此。就算已經忘記原本是為什麼要做，有很多動作似乎還是有人會繼續做。

miura：講回關於燈繩的回憶，我想到自己高中的時候，會用膠帶把從收錄音機拉出來的小麥克風固定在那個繩頭上，一邊彈吉他、一邊對著麥克風熱情演唱。這肯定是因為我看過披頭四一起用一個從天花板垂下的麥克風唱歌的照片。不過，因為唱到一半燈繩就會開始旋轉，麥克風會跑到另一個方向，我也只好跟著它一起轉，看起來非常笨拙。雖然我一度認為這個動作已經絕種，但現在居家錄音變得普遍，可能還有人會這樣做也說不定（笑）。

藪本：我聽得越多，就越覺得以前的人真的很會想辦法。

miura：現在什麼都太方便，反倒壓縮了產生創意的空間呢。

藪本：而且，就算你腦袋裡閃過一個新想法，只要稍微搜尋一下，通常會發現已經有人做過了。

miura：現在只要上網一查，很快就可以找到答案。以前即使已經有人在做，我們可能也不會知道，所以有時會做一些白費力氣的傻事。但少了這些白費的力氣，我們可能也少了一些回憶時能帶來歡笑的事情。

「建議」絕種的動作

miura：這本書的書名是「瀕臨絕種動作」，但也許有些動作該叫「建議絕種動作」才對？在某個時代，似乎邁入中年之後就得打高爾夫球，但我根本一點都不想打。雖然沒辦法太公開地講，但打高爾夫球交際之類的活動，不是都還頑強地保留著嗎？下屬把雙手放在嘴邊喊著「好球！」這種存在利益得失的姿勢，可能反而不會絕種。

藪本：確實，這種情況雖然已經減少許多，但似乎不會完全消失。

miura：我自己沒有真正當過所謂的上班族，所以只能憑想像，但女性員工們在公司茶水間閒聊，被主管聽到時的動作；或是午休時間，和同事在外面擦身而過的動作，應該都還存在吧？

藪本：這些都是下意識會做的動作，所以自己可能不容易察覺自己在做什麼。你看過有人真的做出「用小指表示戀人」的動作嗎？

miura：這種動作我自己沒有做過，但可能有看過比我年紀更大的人這麼做過。

藪本：還真的有人做過啊。我只有在那個有名的戒菸濾嘴廣告[2]裡看過這種動作。

miura：這個動作也有可能是廣告創造出來的。用電視台和廣告業界常用的說法來講，就是所謂「有那個味道」的動作。

藪本：雖然現在已經減少很多，但現代好像還有很多不同形式的「業界說法」存在。例如，特別愛用片假名詞彙？

miura：我以前遇過某個業界的人，只是稍微講個話，他就說了二十次「幾近」[3]這個詞。我當時想，如果那麼愛講，怎麼不乾脆把自己的名字改成「幾近」算了（笑）。那種追求最新潮詞彙的態度，或許已經快要絕跡了。

藪本：會流行的東西，消失得也很快呢。

miura：我以前聽過一個說法，認為住在東京的人大都很冷漠。但實際來到東京以後，過了一段時間才發現，其實並不是東京人冷漠，而是從鄉下來到東京的人擺出的「東京人架子」讓人感覺冷漠。那些追求流行的人，終究就像鄉下人的自卑心態作祟。而且那種「擺出都市人架子」的形象，明明也已經瀕臨絕種了。

因傳達誤差而產生的變化

miura：稍微回到之前的話題，剛才談到的像都市傳說的動作，可能是因為某種原因在電視或其他媒體上傳播而變得廣泛流行的吧。

藪本：那倒是有可能。

miura：一旦流行起來，總會產生某種誤解。舉個例子，我們年輕時，有一個男性化妝品的廣告，名叫「嗯～MANDOM」，演員查理士・布朗遜（Charles Bronson）會用手撫摸下巴，這個動作在那段時期風靡一時。甚至連還沒開始長鬍子的中學生也跟著模仿，大家都毫無意義地開始摸自己的下巴（笑）。

藪本：影響力真的超強！

miura：還有，我們以前拍照時的姿勢，會模仿漫畫《小松君》[4]中的角色，大板牙的「屑──！」動作。這個流行持續了相當長的一段時間，連比我小十歲的人也知道。但是在看到這個姿勢時，我注意到了一個事實。大板牙的「屑──！」動作是這樣的：右手伸直，手腕呈直角，左手放在胸前。但下一代的人做的「屑──！」動作，變成雙手彎成圓形，有點像埴輪陶俑「跳舞的人」的動作。換句話說，連絕種動作也可能發生傳達有誤差的情形。

藪本：您一說我才注意到！這本書中所介紹的動作，或許幾十年後也會因為傳達誤差而產生完全不同的誤解。這有點像印刷用的木板或印章因為磨損而變得圓滑的感覺。

miura：不過，或許有些不會產生變異株的「變異動作」，就是像這樣一點一滴地改變形式，慢慢存活下去的呢（笑）。

正因爲「壞心眼」，才能看到世間的不尋常

藪本：miura 創造了很多詞彙，如「療癒系吉祥物」[5] 和「MY BOOM」等流行詞彙，這些詞是您有意識地創造的，還是只是隨意而為？

miura：不，我沒有特別多想（笑）。「MY BOOM」這個詞本來是指「miura 的」，但不知何時開始被誤解為「每個人自己的」。大多數流行的事物，如果沒有被誤解，可能就不會誕生了吧。

藪本：原本只是獨自前行，結果卻變得流行起來了呢。

miura：沒錯呢。那些跟流行的人，可能是因為對自己做的事情不太會去深思熟慮，所以才會這樣做？

藪本：大家的「忽視技巧」都相當高超呢。大多數人可能會無視眼前應該存在的事物。在這點上，我覺得 miura 先生好像看得到各種東西，就像裝了高靈敏度的天線一樣。

miura：沒有什麼天線啦（笑）。這不是什麼特別的事情，我單純只是去尋找和大家覺得有趣的事情相反的東西。比如說，當我去電影院時，如果空位是用「◎」標示，因為是兩個圈圈，我就會擅自認定那部電影一定很有趣。

藪本：明明空位很多（笑）。

miura：如果空位是用「×」標示，那就絕對很無聊（笑）。這樣一來，座位通常比較空，觀影體驗更舒適，而且還會有意想不到的發現。到頭來，大家不是都需要靠標誌才

能找到自己喜歡的東西嗎？

藪本：做和周遭不同的事情很需要勇氣呢。

miura：不過，如果這樣做的話，就可以確保自己跟不上流行（笑）。

藪本：實際上，對我這個年紀的人來說說，「MY BOOM」這個詞在我們出生的時候就已經存在了。

miura：我曾經去過新潟一家生產火葬爐的工廠採訪，在採訪完的當天晚上，和我一同前往的編輯人員邀我去俱樂部喝酒。在俱樂部裡，明明不需要講出來，但一個編輯就指著我說「你們認識這個人嗎？他創造了『MY BOOM』」這個詞」。結果，其中有位公關小姐竟然說「這個詞已經是死語了吧」（註：已經沒人在用的詞語）。在採訪完火葬爐之後，被人說是什麼「死語」，讓我感到相當無奈（笑）。

藪本：（笑）。不過，「MY BOOM」這個詞已經收錄進《廣辭苑》字典裡了。

miura：所以也可以說是死語嘛（笑）。總之，這世上的 MY BOOM 已經過去了。我起初會創造這個詞，就是為了把原本不可能成為潮流的事物變成潮流（笑）。不過一旦成為潮流，最終也會成為過時的死語。

這樣令人感到悲哀的命運也存在於這些動作之中，我自己也瀕臨被捲入其中的危機。透過這次《瀕臨絕種動作圖鑑》的對談，我更深刻地理解到：我自己也是「瀕臨絕種」的東西（笑）。

藪本：我可沒有那麼想（笑）。

miura：我一直擔心自己以外的事物會瀕臨絕種危機，沒想到不知不覺中，我自己也陷入其中。今天，我再次感受到了這一點。感謝您讓我有所意識，這段對談很有意義，謝謝（笑）。

藪本：彼此彼此，我才應該感謝您。

miura：在這個世界上，有些人總能立刻察覺到奇怪或不尋常的事物，有些人則沒辦法。或許這次我們談論到的，正是這種事物如何在動作上表現出來。

這樣說可能有點討人厭，但其實發現別人還沒發現的事物，總會讓人有種壞心眼的快感。

藪本：或許是這樣沒錯（笑）。

miura：也許在這本書出版之後，您會遇到有些人自己對號入座，批評「這個年輕人是怎樣！」遇到這種情況時，您不妨回答他們「不好意思，因為這讓我有種壞心眼的快感」（笑）。

藪本：真是個好主意！那我想要先在這裡寫上：「這本書是源自於一種壞心眼的快感！」

---

1 ガハハ親父：泛指在泡沫經濟時期取得成功經驗，喜愛吹噓過去故事的老一輩人。
2 禁煙パイポ（Kinen Paipo）：日本暢銷的戒菸濾嘴。
3 ほぼほぼ（hobohobo）：「幾乎」的更加強調的說法。
4 日本國民漫畫家赤塚不二夫的作品，近年來第三度被改編爲動畫《阿松》。
5 ゆるキャラ（YURU-KYARA）：「ゆるい」（放鬆的）＋「キャラクター」（角色）的縮略語。

瀕臨絕種動作圖鑑

即將走入歷史的100種動作

絶滅危惧動作図鑑

作者　藪本晶子
譯者　汫玲
執行編輯　顏妤安
行銷企劃　劉妍伶
封面設計　周家瑤
版面構成　賴姵伶
發行人　王榮文
出版發行　遠流出版事業股份有限公司
地址　臺北市中山北路一段 11 號 13 樓
客服電話　02-2571-0297
傳真　02-2571-0197
郵撥　0189456-1
著作權顧問　蕭雄淋律師
2023 年 11 月 1 日　初版一刷
定價新台幣 320 元

ISBN　978-626-361-275-4
遠流博識網 http://www.ylib.com
E-mail: ylib@ylib.com
（如有缺頁或破損，請寄回更換）

ZETSUMETSU KIGU DOSA ZUKAN by Akiko Yabumoto

Original Japanese edition published by SHODENSHA Publishing Co., Ltd., Tokyo.
This Complex Chinese language edition is published by arrangement with SHODENSHA Publishing Co., Ltd., Tokyo in care of Tuttle-Mori Agency, Inc., Tokyo through Future View Technology Ltd., Taipei.

國家圖書館出版品預行編目 (CIP) 資料
瀕臨絕種動作圖鑑 / 藪本晶子著 ; 汫玲譯 . -- 初版 . -- 臺北市 : 遠流出版事業股份有限公司 ,
2023.11　面；　公分
譯自 : 絶滅危惧動作図鑑
ISBN 978-626-361-275-4(平裝)
1.CST: 姿勢 2.CST: 圖錄
411.75　　112015762